Shanti C. Wetzel

Was Zehen über Persönlichkeit und Gesundheit verraten

Die Zehen und die Chakren

FEET-READING

Shanti C. Wetzel

Was Zehen über Persönlichkeit und Gesundheit verraten

Die Zehen und die Chakren

Haag+Herchen

Alle im Buch enthaltenen Fußfotos stammen – soweit nicht anders vermerkt – von der Autorin.

Bibliografische Information der Deutschen Nationalbibliothek
Die Deutsche Bibliothek verzeichnet diese Publikation in der Deutschen Nationalbibliografie; detaillierte bibliografische Angaben sind im Internet unter http://dnb.dnb.de abrufbar.

978-3-89846-876-3

Satz und Layout: mr
Umschlaggestaltung: Maria Reichenauer
Herstellung: dp
Printed in Germany

Verlagsnummer 3876

Eine Geschichte aus dem alten Japan

*Es war einmal ein weiser alter Mann
namens Otau, der als begabter Heiler
im ganzen Dorf geschätzt wurde.
Eines Tages kam ein Fremder und begann,
Otau viele Fragen zu seinen heilkundlichen
Erkenntnissen zu stellen.
Alles, was Otau jedoch sagte, war:
»Sieh auf die Füße und du hast
den ganzen Körper gesehen.«
»Ich weiß nicht, was du meinst«,
sagte der Fremde.
»Wissen genügt ohnehin nicht«,
entgegnete Otau vergnügt.
»Doch es genügt, auf die Füße zu achten.«*

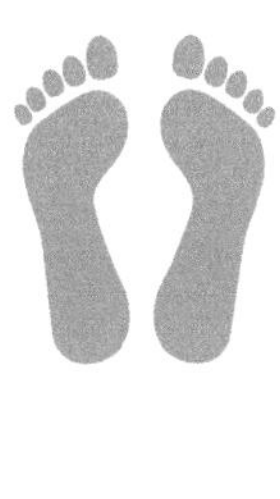

Inhalt

4. Kapitel:

Die vierte Zehe

5. Kapitel:

Die dritte Zehe

6. Kapitel:

Die zweite Zehe

7. Kapitel:

Die Großzehe (unteres, proximales Glied)

8. Kapitel:

Die Großzehe (Endglied, distal, mit Nagel)

9. Kapitel

Die Großzehe (Zehenkuppe)

Liebe Leserinnen und Leser,

nach einer jahrelangen Pause folgt nun nach dem großen Erfolg des ersten Buches zum Thema *Feet-Reading. Was Füße über Persönlichkeit und Gesundheit verraten* nun das Folgewerk mit Hauptaugenmerk auf den Zehen, die ebenfalls viel über den Menschen aussagen.

Im Gegensatz zu Rüdiger Dalke und Imre Somogyi, die sich auf die Elemente beziehen, arbeite ich in meiner Praxis mit den Chakren, die in den Zehen widergespiegelt werden. Dies ergibt eine größere Vertiefung in der Deutung von Eigenschaften. Es ist immer wieder ein wunderbares Erlebnis, die Chakren zu stärken und sie zu harmonisieren.

Für jede Zehe bzw. jedes Chakra gibt es elf Harmonisierungsübungen, die bei Problemen und Veränderungen helfen können. Und natürlich können die Erkenntnisse aus diesem Buch zur Hilfestellung auch an andere weitergegeben werden.

Mit Feet-Reading erkennen wir den Ist-Zustand eines Menschen, ohne ihn zu bewerten. Alles kann verändert und auch geheilt werden.

In meiner seit über 30 Jahren bestehenden Praxis hat mir Feet-Reading sehr geholfen, andere Menschen zu verstehen. Dadurch fiel es mir leichter, die jeweilige Person auch anzunehmen. Das ist ein wichtiger und wertvoller Prozess.

Von Bedeutung für eine Diagnose sind nicht nur die Zehen, sondern der Fuß in seiner Gesamtheit – d. h. die Fußsohlen (Plantarseite) und der Fußrücken (Dorsalseite) sowie Innen- und Außenseite des Knöchels. Es ist auch von Bedeutung, wie jemand steht oder geht – beides steht in Verbindung mit der seelisch-geistigen sowie der körperlichen Ebene eines Menschen. Dies wird ausführlich beschrieben in meinem ersten Buch zum Thema *Feet-Reading: Was Füße über Persönlichkeit und Gesundheit verraten*, das vom Verlag Haag + Herchen 2023 in überarbeiteter Form neu aufgelegt worden ist.

Beim Lesen und Deuten der Füße wünsche ich viel Freude. Es ist ausgesprochen spannend, was man dabei alles herausfinden kann. Viel Erfolg bei der Anwendung der Harmonisierungsübungen!

Und nicht zu vergessen: Die Engel sind immer für dich da, um zu helfen. Sprich mit Ihnen! Bitte sie um etwas! Rufe sie!

Alles Gute auf deinem Lebensweg wünscht

Shanti C. Wetzel

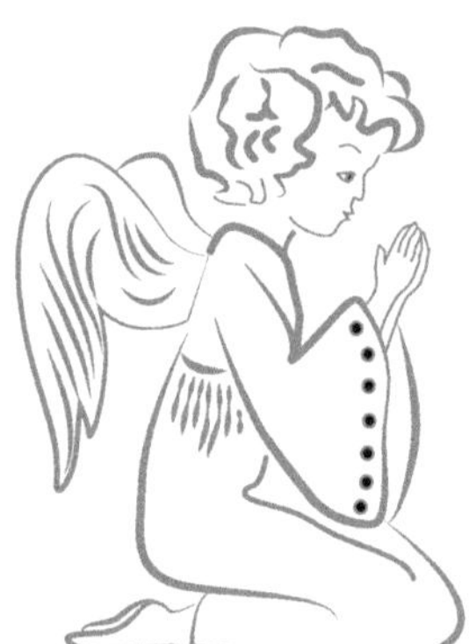

1. Kapitel

Die Bedeutung der Chakren

Da es zum Thema Chakren mittlerweile sehr viel Literatur gibt, möchte ich hier nur kurz die Grundlagen erläutern. Beim Studium verschiedener Bücher habe ich die Erfahrung gemacht, dass der Wissensstand oft sehr unterschiedlich übermittelt wird. Deshalb behandle ich in diesem Buch bevorzugt meine eigenen Erfahrungen und beschreibe nur das, was mir entspricht und was ich aus eigener Praxis nachvollziehen kann.

In den folgenden Kapiteln wird jedes Chakra genau erklärt. Wir konzentrieren uns auf die Aufgaben und Funktionen des jeweiligen Chakras:

- Welchen Organen wird es zugeordnet?
- Was bedeutet es, wenn das Chakra blockiert ist?
- Was können wir therapeutisch zur Auflösung der Blockaden tun, zur Aktivierung und Harmonisierung des Chakras?
- Wann muss das Chakra beruhigt werden?
- Wann muss das Chakra aktiviert werden?

Zu all diesen Punkten gibt es praktische Übungen.

Das Wort Chakra stammt aus dem Sanskrit und bedeutet soviel wie Rad. Es handelt sich um die Energiezentren des Körpers, die sich nach alter Überlieferung ständig drehen und Lebensenergie aus dem Kosmos aufnehmen und abgeben. Ich nenne sie auch gerne ›Fenster‹ des Körpers. Diese Fenster können geöffnet oder blockiert sein. Jedem einzelnen Chakra werden bestimmte Farben und Eigenschaften zugeordnet.

Man unterscheidet sieben Hauptchakren, die sich vom Becken bis zum Scheitel erstrecken. Das System der Chakren ist sehr kompliziert. Es sind rund 88.000 Chakren aus überlieferten Schriften bekannt, die alle miteinander verbunden sind! Wenn wir die Aufgabe und Funktonsweisen der Chakren in ihrer ganzen Reichweite erfassen, zeichnet sich uns ein Bild vom Menschen, das in seiner potentiellen Vollkommenheit so faszinierend und erhaben ist, dass wir staunend vor dem Wunder der Schöpfung stehen.

Warum ist das Wissen über die Chakren für das Verstehen von Feet-Reading wichtig? Weil jeder Zehe ein Chakra zugeordnet wird – und der Großzehe sogar gleich drei.

Neben den Hauptchakren gibt es die sogenannten Nebenchakren. Am bekanntesten sind die Chakren in den Handflächen und an den Fußsohlen.

Wenn wir die Zehen einer Person genau betrachten, ist es möglich, viele Informationen über die Chakren des jeweiligen Menschen und seiner Persönlichkeit zu erhalten. Anhand der Länge, Dicke, Stellung, Richtung u. a. der Zehen kann man zum Beispiel erkennen,

- ob das Chakra blockiert ist,
- ob es unterdrückt wird,
- ob die Energien stark oder schwach fließen,
- ob viel Kraft und Stärke (Potential) vorhanden sind oder wenig (Schwäche).

Daran kann man sehen, wie der jeweilige Bereich und die Aufgabe des Chakras gelebt wird.

Zusammenfassend sei erwähnt, dass die Energien der Chakren am Fuß einerseits von der Kleinzehe (Wurzel-Chakra) bis zur Großzehe (Kronen-Chakra) fließen und andererseits ebenfalls von der Ferse (Wurzel-Chakra) bis zu den Zehenspitzen (Scheitel- oder Kronen-Chakra).

Jede einzelne Zehe ist ein Energiekanal. Dies bedeutet, dass durch jede Zehe einerseits Energie aufgenommen und andererseits wieder abgegeben wird. Anhand der Form der Zehenspitzen kann man erkennen, in welchem Ausmaß die Energie abgegeben bzw. aufgenommen wird.

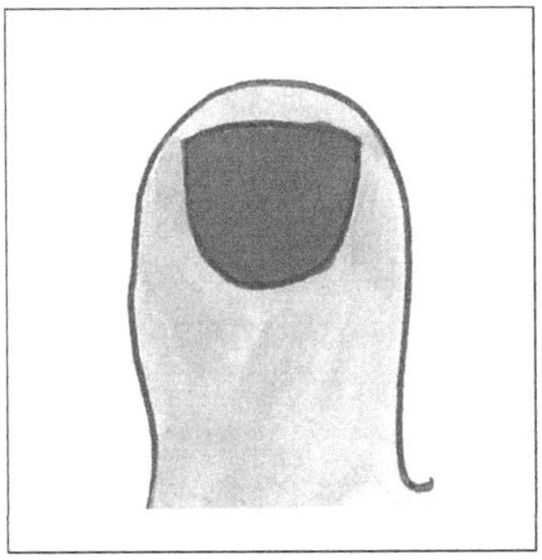

Runde Zehen

Durch die runde Zehenform können die Energien harmonisch fließen. Diese Form zeigt uns, dass die Person in diesem Lebensbereich ausgeglichen, harmonisch, freundlich und friedliebend ist. Beispiel Großzehe: Die Person spricht freundlich, ist taktvoll.

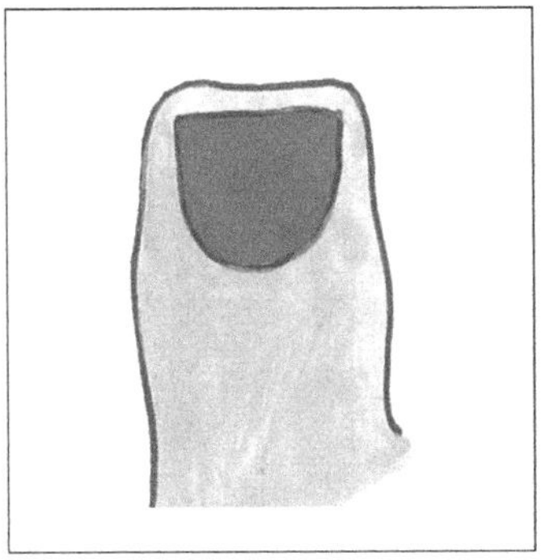

Rechteckige Zehen

Die rechteckige Form der Zehen sorgt dafür, dass die Lebensenergie nicht harmonisch fließt. Die Energie wird stärker und direkter abgegeben (eckig und kantig). Beispiel Großzehe: Die Person spricht, wie sie denkt, ohne Taktgefühl.

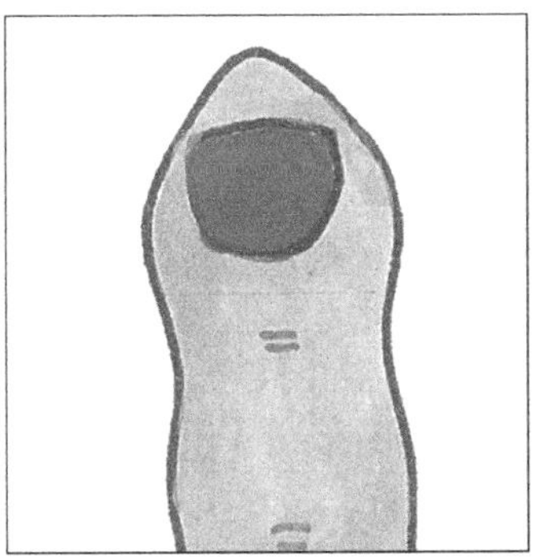

Spitze Zehen

Bei der spitzen Zehenform wird die Energie zunächst gefiltert und nur in einem schmalen Kanal abgegeben. Dadurch wird die Energie gezielt konzentriert und nicht in ihrer ganzen Fülle weitergegeben. Dies trifft häufig auf den Gefühlsbereich zu – also die 3., 4. und 5. Zehe.

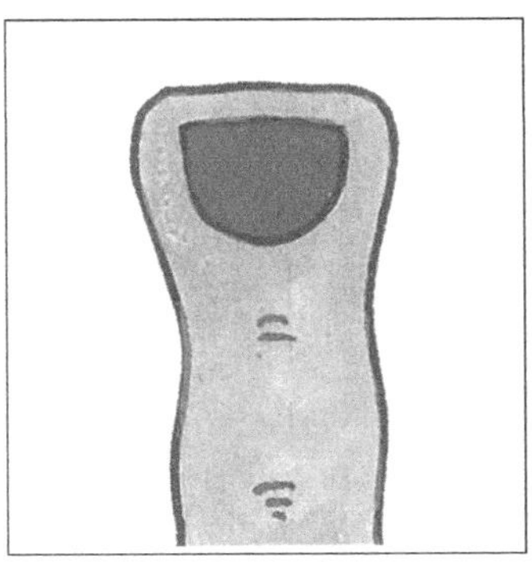

Spachtel-Zehen

Zehen mit Spachtelform lassen die Energien verstärkt fließen. Menschen mit einer solchen Zehe sind temperamentvoll und reagieren mitunter heftig. Die Spachtelform findet sich häufig bei der 2. Zehe (= Herz-Chakra).

Zeichnungen: Heilrun Schröder

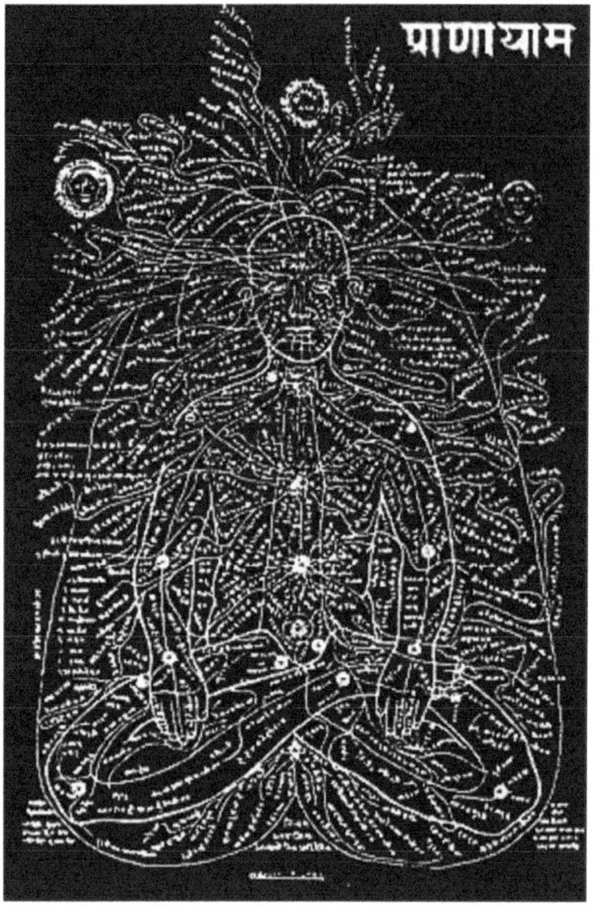

Historische Darstellung einer Chakra- und Naditafel aus Tibet

Neben den sieben Hauptchakren erkennen wir eine größere Anzahl von Nebenchakren sowie ein nahezu unübersehbares Netz von feinen Energiekanälen, den Nadis. Einige überlieferte Texte nennen 350.000 Nadis, durch die kosmische Energien fließen. Diese vereinigen sich in 14 Hauptnadis, die wiederum mit den Chakren korrespondieren.

Das Wort *Nadi* stammt aus dem Sanskrit und bedeutet soviel wie Röhre oder Gefäß (zu vergleichen mit Arterien, die das Blut transportieren).

Die Nadis leiten *Prana* bzw. Lebensenergie durch das feinstoffliche Energiesystem Chi. Über die Chakren sind die Nadis des einen Energiekörpers mit denen des benachbarten Energiekörpers verbunden.

Die Chakren dienen im Energiesystem des Menschen als Empfangsstationen, Transformatoren und Verteiler der verschiedenen Prana-Frequenzen. Sie nehmen aus den feinstofflichen Energiekörpern des Menschen, aus seiner Umgebung, aus dem Kosmos direkt oder über die Nadis Lebensenergien auf, transformieren sie in Frequenzen, die von den verschiedensten Bereichen der physischen oder feinstofflichen Körper für deren Erhaltung und Entwicklung benötigt werden und geben sie wiederum über die Energiekanäle an diese weiter. Darüber hinaus strahlen sie Energien in die Umgebung ab.

Zusammenfassend nehmen die Chakren somit Energien auf, leiten diese weiter und strahlen sie in die Umgebung ab.

Das Energiesystem setzt sich aus den folgenden drei Komponenten zusammen:

1. den **Energiekörpern** (feinstoffliche Körper: Ätherleib, Emotional- oder Astralkörper, Mentalkörper, spiritueller oder Kausalkörper)
2. den **Chakren** (Energiezentren)
3. den **Nadis** (Energiekanäle)

Wichtiger Hinweis:

Oft ist nicht nur ein Chakra blockiert, sondern mehrere. Häufig sind die benachbarten Chakren betroffen. Zu vergleichen ist das mit einer Kettenreaktion. Somit ist es wichtig, den Energiefluss ***als Ganzes*** *zu betrachten.*

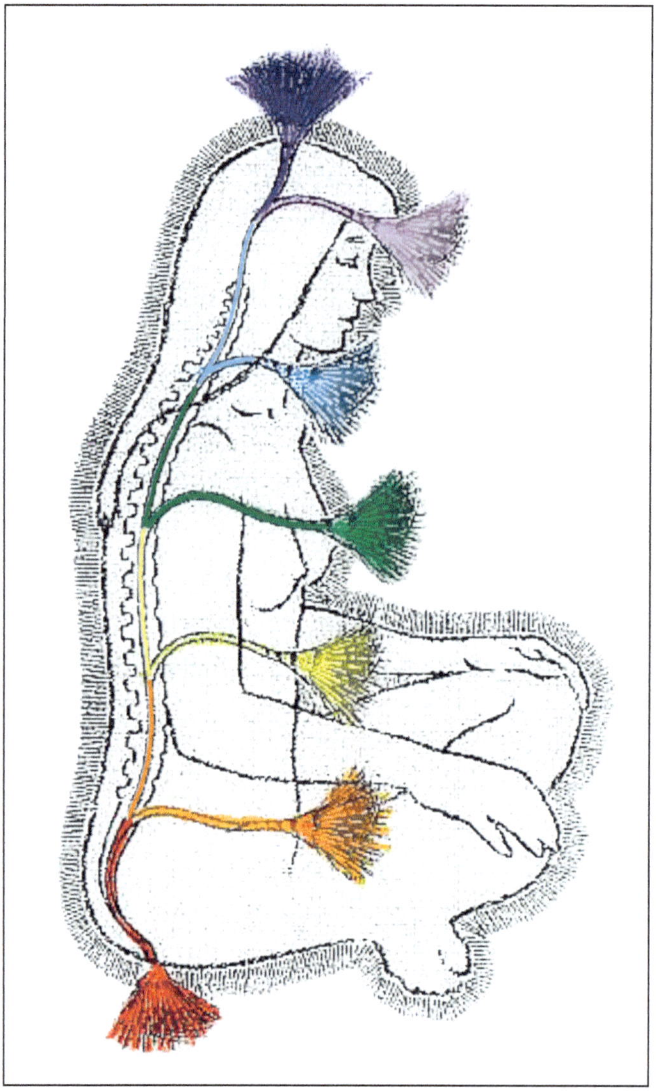

Zeichnung: Klaus-Peter Hüsch

Kronen- oder Scheitel-Chakra
violett oder gold

Stirn-Chakra
indigoblau oder flieder

Hals-Chakra
hellblau

Herz-Chakra
grün oder rosa

Solarplexus
gelb

Sakral-Chakra
orange

Wurzel-Chakra
rot

Seitenansicht der trichterförmigen Chakren, ihre Verbindungen zum Hauptkanal in der Wirbelsäule und ihre Position über den stofflichen Körper hinaus sowie die den Chakren entsprechenden Farben.

Die Chakren am ganzen Körper

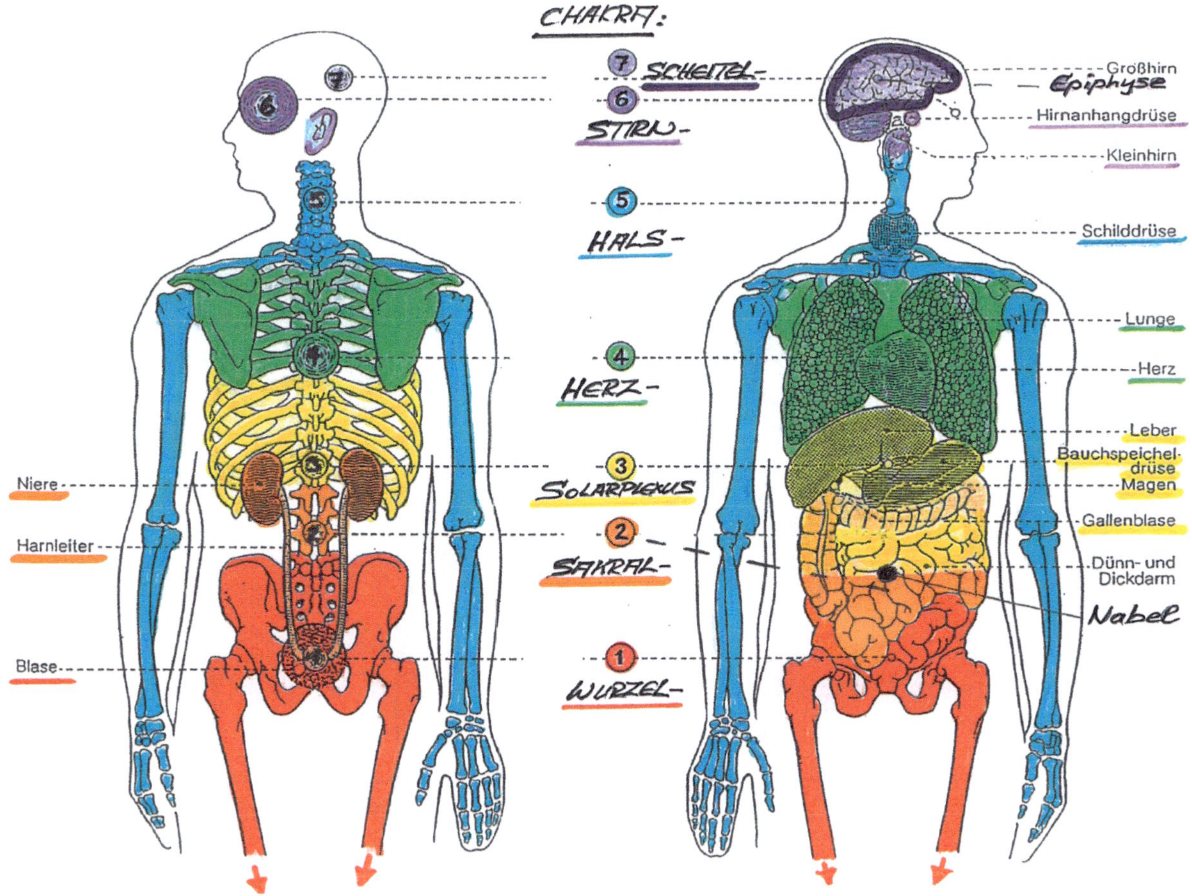

Elemente und Chakren der Zehen

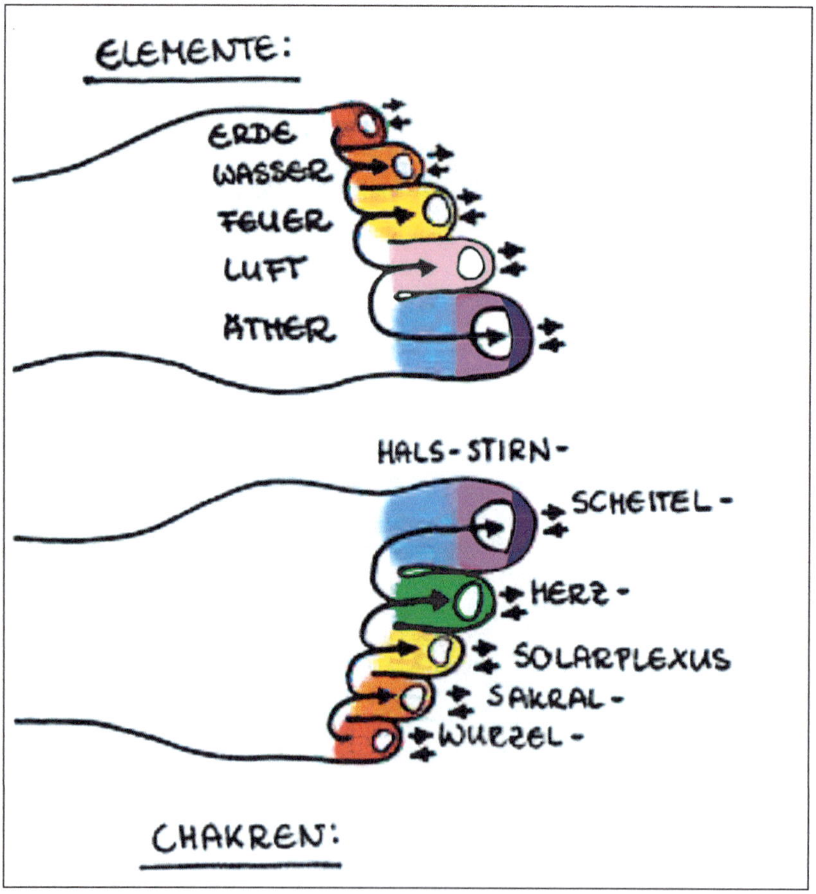

Zeichnung: Heilrun Schröder

2. Kapitel

Allgemeines

Nach jeder Beschreibung eines Chakras findest du als erstes eine Übersicht in Form einer kleinen Tabelle mit der Zusammenfassung der Eigenschaften der entsprechenden Zehe. Diese Übersicht soll dir bei der Deutung der Zehen helfen.

Daran anschließend folgen in jedem Kapitel Fotos und Fallbeispiele, die ein konkretes Bild vermitteln und beim Erkennen der Eigenschaften helfen können.

Danach folgen die Harmonisierungsübungen für jedes Chakra bzw. für jede Zehe. Mit Hilfe dieser Übungen kann man erkennen und deuten, wo das Problem liegt bzw. die Blockierung verbessern oder sogar heilen, so dass die Zehen wieder gesund, gerade und fit werden!

Zusammenfassung

Zu jedem Chakra bzw. jeder Zehe findest du die gleiche Gliederung:

1. Beschreibung des Chakras
2. Tabelle mit Eigenschaften. Jeder Zehe werden 14 Eigenschaften zugeordnet, die alle eine spezielle Bedeutung haben.
3. Fotos mit Fallbeispielen
4. Harmonisierungsübungen für jedes Chakra bzw. jede Zehe.
   Es gibt für jedes Chakra elf verschiedene Anwendungsmöglichkeiten.

Beschreibung der Chakren

- Aufgaben und Funktionen des Chakras
- Element
- Lage
- zugeordnete körperliche Bereiche
- zugeordnete Drüsen
- Blockierung des Chakras
  1. auf der seelisch-geistigen Ebene
  2. auf der körperlichen Ebene

Allgemeine Eigenschaften der Zehen und deren Bedeutung

Für alle Chakren gilt: Die Blockierungen können auf der seelisch-geistigen Ebene vorliegen oder sich über längere Zeit im körperlichen Bereich manifestieren.

1	**Länge** zeigt Anlage und Potential	□	lang (alle Zehen oder nur eine)	Ist nur eine Zehe lang, bedeutet dies, dass in diesem Bereich (Chakra) ein großes Potential vorhanden ist, hier fließt viel Energie. Sind alle Zehen lang, bedeutet dies, dass die Person exakt und genau arbeitet sowie ins Detail und in die Tiefe geht.
		□	mittellang	Harmonisch, nicht auffallend
		□	kurz (alle Zehen oder nur eine)	Die Person ist praktisch veranlagt, schnell, spontan, evt. auch etwas oberflächlich
2	**Dicke** zeigt, *wieviel* Energie fließt	□	dick	Hier fließt viel Energie. Die Person hat Kraft, evt. auch große physische Kraft
		□	mittel	Harmonisch, nicht auffallend
		□	dünn	Die Person ist sensibel, feingliedrig, hat Sinn für das ästhetisch Schöne, evt. weniger physische Kraft
3	**Form** zeigt, *wie* die Energie fließt	■	**tailliert (Gelenke ausgeprägt)**	Energien fließen nicht gleichmäßig, sondern mal mehr, mal weniger. Die Person arbeitet sehr genau und exakt, wenn die Zehe gleichzeitig dünn ist, was meistens der Fall ist
		□	gleichmäßig	Die Energien fließen gleichmäßig
		■	**bestimmte Form**	Die Energien fließen nicht harmonisch, sondern genau so, wie die Zehenform ist, z. B. wenn der Anfang der Zehe schmal ist, so ist die Person noch zurückhaltend in diesem Bereich, d. h. es fließt wenig Energie. (Beispiel der ›Flaschenhals‹, siehe Hals-Chakra)
4	**Zehenspitzenform** zeigt, wie die Energien aufgenommen bzw. abgegeben werden	□	rund (harmonisch)	harmonisch, freundlich
		■	**eckig**	Hier fließt mehr Energie, die Person ist aber nicht immer freundlich, manchmal kantig, unangenehm
		■	**spachtel**	Hier fließt sehr viel Energie, kann anfallsweise ›Ausbrüche‹ haben, im Geben oder im Nehmen
		■	**spitzig**	Hier fließt nur ganz wenig Energie, sehr konzentriert, spärlich, es wird viel zurückgehalten

5 Richtung zeigt, in welche Richtung die Energie gelebt wird	□	gerade	Energie fließt frei, zielstrebig nach vorne, in der eigenen Mitte ruhend
	■	**Abweichung nach innen (varus)**	Zu sich selbst gewandt, meistens schützt man diesen Bereich. Die Person zeigt oder lebt diesen Bereich nicht nach außen
		ganze Zehe	Starke Abweichung zu sich
		nur distales Glied	Zuerst gerade Richtung, erst zeitlich etwas später oder nur im geistigen Bereich zu sich gewandt
	■	**Abweichung nach außen (valgus)**	Die Person wendet sich zu anderen hin, ist anpassungsfähig, für andere sehr offen. Sie kann unter zeitlichem Druck stehen, denn die Person möchte schneller reagieren
		ganze Zehe	
		distales Glied	Erst später oder nur im geistigen Bereich anpassungsfähig, setzt sich selbst unter Druck
	■	**gekrümmt – nach innen**	Die Energien fließen nicht frei, zu sich gewandt, zurückhaltend
	■	**gekrümmt – nach außen**	Die Energien fließen nicht frei, zu anderen hingewandt, weg von sich (sieht man selten)
	■	**gedreht – nach innen**	Dabei ist der Nagel nach innen gedreht, Energien fließen nicht frei und direkt, sondern auf Umwegen, zu sich gewandt, Schutz für sich selbst
	■	**gedreht – nach außen**	Dabei ist der Nagel nach außen gedreht, Energien fließen nicht frei und direkt, sondern auf Umwegen, zu den anderen hin gewandt, Schutz gegen außen
6 Stellung zeigt, ob die Energie frei fließen kann	□	schön gestreckt	Die Energie fließt frei und offen, die Person ist offen und lebt diesen Bereich, Selbstentfaltung möglich.
	■	**Hammerzehen**	Die Energien werden zurückgehalten. Die Person ist sehr verkrampft, unsicher, kann nicht loslassen, evt. frühere Verletzungen oder Ängste
	■	**Krallenzehen**	Sehr verkrampft, unsicher. Ausmaß noch viel stärker als bei Hammerzehen, die Person lebt diesen Bereich überhaupt nicht mehr, wenn die Zehe keinen Bodenkontakt mehr hat

■ Hier sind die Energien blockiert

7	**Bodenkontakt** zeigt, ob die Person Bodenkontakt hat	□	auf dem Boden	Die Person ist mit der Realität verbunden, ist verwurzelt, geerdet
		■	**Träumerzehe**	Die Person flüchtet vor der Realität, ist nicht geerdet, aber bei der Großzehe (Stirn- und Scheitel-Chakra) hat sie auch eine große spirituelle Anlage. Bei medial begabten Personen ist dies meistens zu sehen.
8	**Farbe** zeigt Durchblutung und Energiefluss	□	schön rosa	Dieser Bereich ist gesund und gut durchblutet
		■	**rötlich, gerötet**	Dieser Bereich (evt. nur eine Zehe) ist gereizt und gestresst
		■	**blass bis milchig**	Hier fließt zu wenig Energie, dieser Bereich ist leblos
		■	**bläulich**	Hier sind die Energien gestaut, viel Ärger und Wut
9	**Nagelbeschaffenheit** zeigt ❯ den Mineralhaushalt ❯ den Schutz ❯ die Kraft, sich zu widersetzen	■	**Längsrillen**	Längsrillen weisen auf Störungen im Mineralhaushalt hin. Wichtig ist, auch den Säure-Basen-Haushalt zu kontrollieren
		■	**Querrillen**	Querrillen zeigen Stress-Situationen an. Die Höhe, auf der sich die Querrillen befinden, verweist auf den Zeitpunkt
		■	**brüchige Nägel**	Zu schwacher Mineralhaushalt, Therapie empfehlenswert
		■	**Nagelverletzungen**	Man verletzt sich selbst, zerstört den eigenen Schutz
		■	**Nagelpilz**	Das Immunsystem ist geschwächt, das Vorwärtsgehen im Leben ist blockiert, der Schutz ist zerstört, die Person kann sich kaum widersetzen
		□	große Nägel	Großer Schutz, die Person kann sich gut widersetzen
		■	**kleine Nägel**	Kleiner Schutz, die Person kann sich wenig widersetzen
		■	**Nägel zu kurz geschnitten**	Aggressionen werden nicht nach außen gelebt und gezeigt

10 Druckstellen zeigt ❯ Druck ❯ Stress	■	**dorsal (auf den Zehen)**	Stress und Druck von außen. Je nach Ausmaß leidet die Person darunter.
	■	**zwischen den Zehen**	Die Person setzt sich selbst unter Druck
	■	**akut, gerötet**	Die Person steht zur Zeit unter Stress
	■	**chronisch, braun oder Hornhaut**	Alter, chronischer Stress. Wann ist die Druckstelle zum ersten Mal aufgetreten? Zu diesem Zeitpunkt gab es auch den Konflikt.
11 Hühneraugen	■	groß oder klein?	Tiefliegender Konflikt, je größer, desto stärker ist die Bedeutung
12 Warzen	■	groß oder klein?	Dieser Bereich wird nicht angenommen, nicht geliebt. Je größer die Warze, desto größer ist die Bedeutung
13 Verletzungen	■		Man verletzt sich selbst in diesem Bereich
14 Zeitlicher Faktor (gilt für alle Blockierungen)	□	seit wann / früher	Zu diesem Zeitpunkt fand auch ein Konflikt statt
	□	jetzt	Es gibt ein aktuelles Problem
	□	seit Geburt, angeboren	Das ist ein karmisches Thema

■ Hier sind die Energien blockiert

Vergleich linker Fuß – rechter Fuß

Yin und Yang

Die Chinesische Medizin lehrt, dass alle Dinge aus zwei komplementären Kräften bestehen, den Yin- und den Yang-Kräften.

Yin entspricht dem weiblichen Prinzip. Es handelt sich um Energien, die latent vorhanden sind und sich ruhig verhalten. Die Yin-Funktionen sind Speicherkräfte. In der Chinesischen Medizin werden sie im allgemeinen als ›nährende Energie‹ bezeichnet, da diese vom Essen und der Luft herrührt und den Organismus unterstützt.

Die Yang-Kräfte setzen in Bewegung, bringen hervor, bewirken Transformation und Veränderung. Yang entspricht dem männlichen Prinzip.

Yin und Yang sind keine fixen Kräfte, sondern alle Erscheinungen weisen sowohl einen Yin- als auch einen Yang-Anteil auf. Dies bedeutet, dass Frau und Mann sowohl einen Yin- als auch einen Yang-Anteil in sich tragen.

Dies kann man an der Fußsohle (plantar) im mittleren (= seelischen) Teil erkennen. Der Yin-Anteil entspricht dem Innenbereich des Fußes, der Yang-Anteil dem Außenbereich. Die Größe kann jeweils sehr unterschiedlich sein.

An den Füßen kann man z.B. erkennen, ob die betreffende Person mehr den Yin-Anteil (= Gefühlsbereich) lebt bzw. in welchem Ausmaß sie das tut. Oder ob sie den Gefühlsbereich schützt, sich also stärker dem Yang-Anteil (= aktiver Bereich) zugewandt hat.

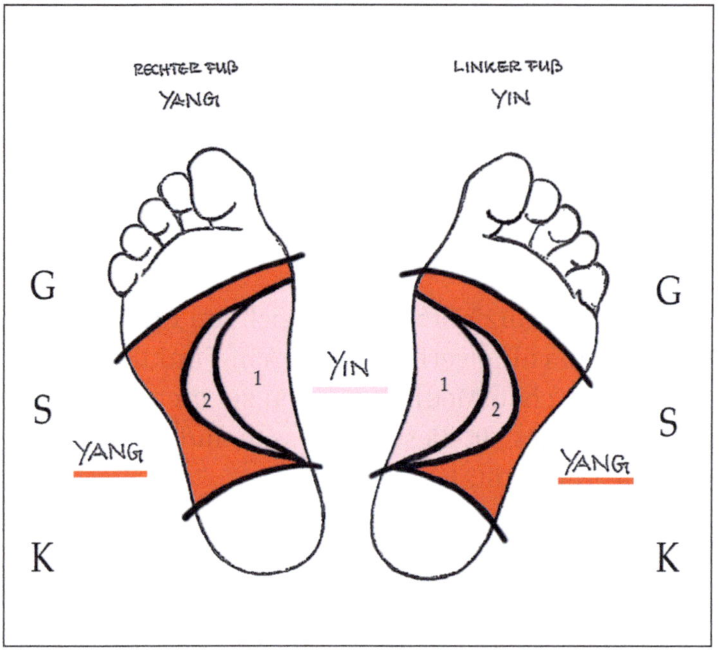

1 = mittelgroßer Yin-Bereich
2 = großer Yin-Bereich

G = Geist
S = Seele
K = Körper

Zeichnung: Shanti C. Wetzel

Die drei Bereiche Geist, Körper und Seele sind meistens unterschiedlich ausgeprägt. So können Menschen z. B. eine große oder eine kleine Ferse haben. Bei manchen ist der Mittelteil besonders stark, bei anderen wiederum sind die drei Bereiche gleich groß.

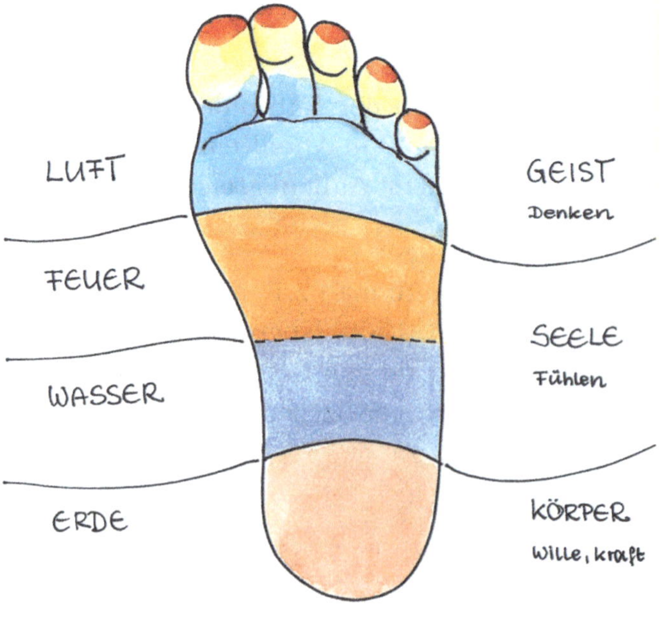

Zeichnung: Heilrun Schröder

YIN und YANG im Vergleich

linke Körperseite	rechte Körperseite
Yin-Kräfte	**Yang-Kräfte**
Weiblich	Männlich
Passiv	Aktiv
Ruhen	Handeln
Unterstützen	Ändern
Erhalten	Wandeln
Nähren	Schützen
Erde	Himmel

Zusammenfassung und Bedeutung

Linker Fuß	Rechter Fuß
• zeigt die Vergangenheit, d. h. – früher – oder meist die Kindheit – oder die Anlagen	• zeigt den momentanen Ist-Zustand
• weibliche Seite	• männliche Seite
• weist auf das Innere – Gefühle – Beziehungen – Familie – u. a.	• weist auf das Äußere – Aktivitäten – Beruf – u. a.

Zwei Beispiele mit unterschiedlichem Yin-/Yang-Bereich

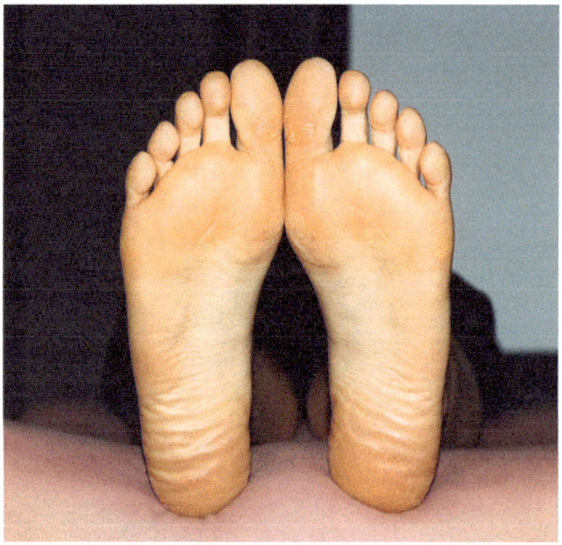

Frau, 23 Jahre.
Hier ist der Yin-Bereich deutlich an der helleren Farbe zu erkennen. Die Größe entspricht einem mittelgroßen Yin-Bereich. Dies wird als harmonisch gedeutet. Die Zehen sind auffallend schön gestreckt. Beide Großzehen berühren einander. Dies bedeutet, die Person ist sehr in ihrer Mitte und geht ihren eigenen Seelenweg.

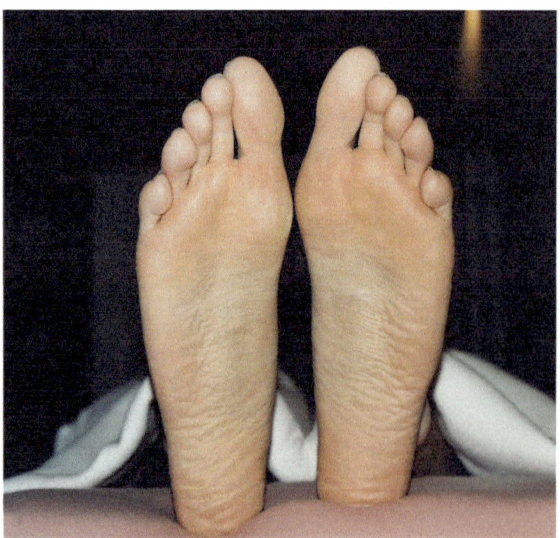

Mann, 40 Jahre.
Seine Füße sind auffallend lang und schmal. Der Yin-Bereich ist sehr groß. Beides deutet auf eine hohe Sensibilität hin. Der Mann stotterte seit seiner Kindheit und kam längere Zeit zu mir in Behandlung (Fußreflexzonenmassage). Das Stottern besserte sich und er lernte eine Frau kennen. Später hat er geheiratet.

Vergleich von linkem und rechtem Fuß

Interessanterweise sind bei den meisten Personen die Füße unterschiedlich. Wenn du deinen rechten Fuß im Vergleich zum linken genau betrachtest, erkennst du, wie sich deine Füße verändert bzw. entwickelt haben. Dies kann im positiven wie auch im negativen Sinne sein.

Hier drei Beispiele für eine positive Veränderung:

Linker Fuß	Rechter Fuß
• starker Hallux valgus	• kleiner Hallux valgus
• Zehen verkrampft, d. h. Hammer- oder Krallenzehe	• Zehen gestreckt
• Knickfuß	• der Fuß ist mehr aufgerichtet, kein Knickfuß

Zwei Beispiele für unterschiedliche Füße

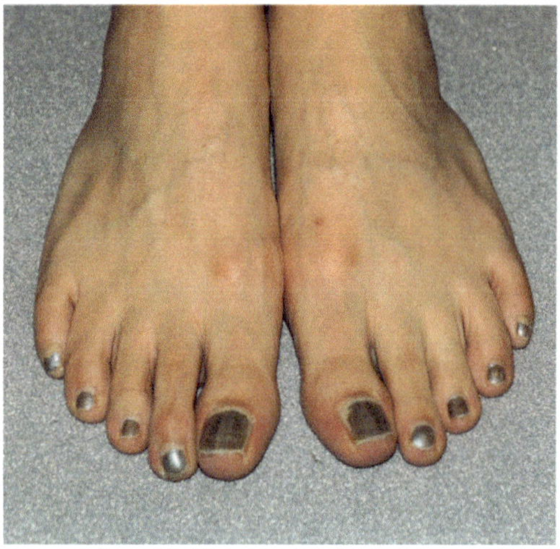

Frau, 37 Jahre.

Beim rechten Fuß ist die 2. Zehe (= Herz-Chakra) distal (Endglied) sehr angespannt (= Hammerzehe). Zugleich befindet sich dorsal (am Fußrücken) eine Druckstelle, das bedeutet Stress von außen, und die Zehe weist von der Richtung her ein wenig nach medial = innen. Das bedeutet: Die Person ist momentan im Herzbereich sehr gestresst und nervös. Gleichzeitig benötigt sie mehr Zeit für sich und wendet sich mehr nach innen. Früher (vgl. linker Fuß) war die Frau im Herzbereich sehr offen nach außen.

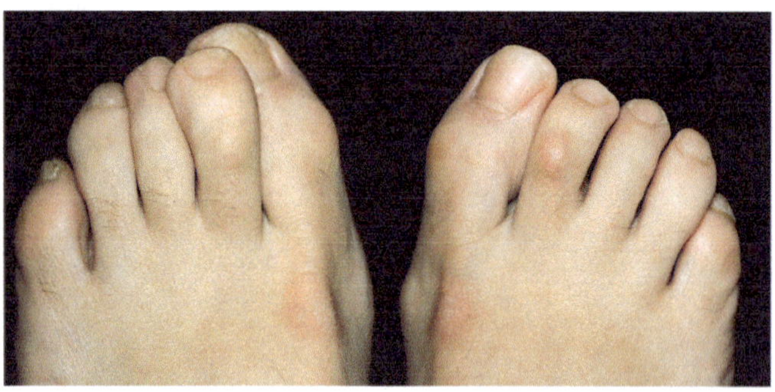

Frau, 48 Jahre.

Linker Fuß: Die Herz-Chakra-Zehe (2. Zehe) berührt den Boden nicht mehr. Das bedeutet: Früher hat die Person die eigenen Herzbedürfnisse zurückgestellt und nicht gelebt. Beim rechten Fuß ist der Hallux valgus heute weniger stark ausgeprägt, d. h. die Frau passt sich weniger an und lebt mehr den Herzbereich – obwohl die Herz-Chakra-Zehe rechts eine dorsale Druckstelle aufweist, die zeigt, dass sie unter Stress leidet. Die Frau kam wegen großen Schulterproblemen zu mir. Sie wirkte sehr angespannt, unruhig und nervös.

Allgemeines zum Arbeiten mit den Chakren

(Chakra-Healing für Therapeuten)

In meiner Praxis arbeite ich bereits seit mehr als 20 Jahren immer wieder mit den Chakren am ganzen Körper. (*Chakra-Healing* nach Martin Brofman)

Zuallererst beginne ich immer mit dem Einstimmen der Füße durch eine Fußreflexzonenmassage. Dazu liegt die jeweilige Person auf einem Massagetisch. Mit der Behandlung des Solarplexus am Fuß in Verbindung mit Tiefenatmung kann sich der Patient gut entspannen.

Anschließend setze ich die Behandlung meist mit der Harmonisierung des Herz-Chakras fort. Dieses liegt in der Mitte. Es ist wichtig, dass die Person zur Ruhe kommt, sich selbst gut spüren kann und Harmonie oder Liebe wahrnimmt. Das Herz-Chakra behandle ich meistens mit den Händen (Chakra-Healing), unterstützt durch Edelsteine und dem Visualisieren der entsprechenden Farbe (rosa oder grün).

Nach dem Ausgleichen des Herz-Chakras (das nimmt unterschiedlich viel Zeit in Anspruch) prüfe ich, ob sich der Kopf der Person frei anfühlt und die Energien des Stirn- und Scheitel-Chakras gut fließen. Damit löse ich z. B. auch Schmerzen oder Druckgefühle im Kopf.

Man kann die Behandlung natürlich auch mit dem Wurzel-Chakra beginnen, sollte aber unbedingt darauf achten, den Energiefluss immer von unten nach oben zu befördern, also vom Becken aus Richtung Kopf – und nie umgekehrt.

Wichtig:

Arbeite nie mit nur einem Chakra (z. B. Sakral-Chakra).

Harmonisierungsübungen für jedes Chakra bzw. für jede Zehe

(für Therapeuten und für Laien)

Wenn du Blockierungen an den Zehen feststellst, weißt du nach der Lektüre dieses Buches, welche Chakren du stärken solltest bzw. wo eine Harmonisierung nötig ist. Es ist geradezu magisch, denn es gibt sehr viele Möglichkeiten, das Chakra zu stärken oder zu harmonisieren.

In zunehmendem Maße kommen Personen für ein Feet-Reading in meine Praxis und sind begeistert, dass ich nicht nur ihre Füße ›lese‹, sondern sie ganzheitlich begleite. Ich erkläre ihnen Übungen, die sie selbst zuhause oder am Arbeitsplatz ausführen können. Eine Patientin sagte: »Super, ich kann selbst etwas tun!«

Wichtig ist es, die Übungen regelmäßig zu machen, um eine Verbesserung oder Heilung zu erreichen. Und es gibt eine große Auswahl! Denn für jedes Chakra gibt es elf (!) Anwendungsmöglichkeiten. Suche dir eine oder mehrere Übungen aus, die dich ansprechen.

Was macht dir Freude? Was ist einfach für dich und tut dir gut? Zwinge und verkrampfe dich nicht.

Die 11 verschiedenen Anwendungsmöglichkeiten für jedes Chakra:

(Alle 11 Punkte werden bei jedem einzelnen Chakra ausführlich beschrieben

1 Naturerfahrungen
2 Spezielle Übungen
3 Farbe
4 Musik
5 Edelsteintherapie
6 Aromatherapie
7 Chakra-Öl
8 Positive Affirmationen
9 Ernährung
10 Heilpflanzen (Kräuter, Gewürze, Tees)
11 Aurasoma

Erläuterung der Anwendung für einige der obigen Beispiele:

› Zu Punkt 5: Anwendung der Edelsteintherapie

Wähle den Stein aus, der dich besonders anzieht. Halte den Stein in der Hand oder lege ihn auf das Chakra. Achte dabei auf die Form des Steins. Hat er die Form eines Ovals, sollte er in Richtung Energiefluss gelegt werden, d. h. den Stein nicht quer, sondern längs auflegen.

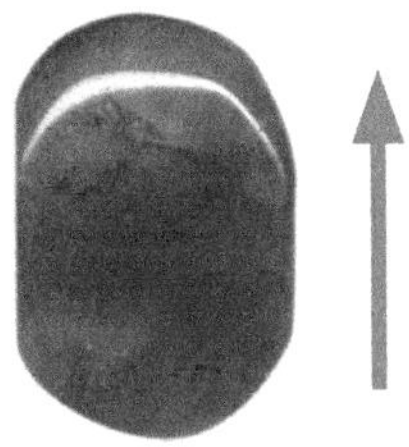

Achte bei der Übung vor allem darauf, dass du entspannt bist und tief und ruhig atmest, z. B. auch begleitet von leiser Musik und/oder Kerzenschein. Führe dieses Ritual ca. 15 Minuten aus.

Wichtig:

Nach der Anwendung sollte der Stein unter fließendem kalten Wasser gründlich gereinigt werden. Auch einen neuen Stein sollte man vor dem ersten Gebrauch behutsam und gründlich reinigen. Kristalle können positive wie auch negative Energien aus der Umwelt aufnehmen, z. B. Stress oder Traurigkeit. Diese Schwingungen werden auf den Stein übertragen.
Ebenfalls zur Reinigung geeignet: Lege den Stein oder eine Edelsteinkette (Achtung, diese verträgt kein Wasser!) für einige Stunden auf eine Schale mit Hämatitsteinen.
Wir können die Steine auch energetisch aufladen: Lege sie dazu auf eine Schale mit kleinen Bergkristallen oder trockne den Stein an der Sonne – vor allem helle Steine und Bergkristall.

Ein Chakra-Healing sollte nicht häufiger als zweimal pro Woche angewendet werden. Ein Zuviel (auch mit verschiedenen Steinen) kann sich negativ auswirken. Du fühlst dich dann beispielsweise müde oder es werden starke Gefühle ausgelöst. Also lieber weniger als zu viel!

› Zu Punkt 6: Anwendung der Aromatherapie

Zu jedem Chakra werden die speziellen ätherischen Öle aufgeführt.

- *Für deren Anwendung ist eine Duftlampe gut geeignet.*
- *Sehr zu empfehlen ist auch ein entspannendes Fußbad in einer kleinen Wanne mit der Farbe des entsprechenden Chakras. Verwende für das Fußbad 4 bis 5 Tropfen ätherisches Öl, gib als Emulgator ein Döschen Kaffeesahne dazu. Verwöhne deine Füße ca. 15 Minuten und atme den Duft ein.*

› Zu Punkt 7: Anwendung des jeweiligen Chakra-Öls

- *Gib einen Tropfen in jede Handfläche und verreibe sie miteinander*
- *Atme den Duft tief ein und verteile ihn anschließend in deiner Aura*
- *Öle den entsprechenden Körperbereich damit ein.*

Übe die Anwendung über einen längeren Zeitraum aus und zwar täglich, bevorzugt abends. Die Wirkung hält über Nacht an.

› Zu Punkt 8: Anwendung der positiven Affirmationen

- *Wiederhole mehrmals die entsprechenden Sätze, am besten laut und in entspanntem Zustand, z. B. vor dem Einschlafen.*
- *Spüre den Inhalt der Worte und die Gefühle, die sie auslösen. Beschreibe damit kreativ gestaltete Karten und befestige diese an mehreren Orten, wo du sie mehrmals täglich sehen kannst.*

› Zu Punkt 11: Aurasoma

Alle Essenzen haben verschiedene Farben und Düfte. Es ist sehr angenehm damit zu arbeiten. In meiner Praxis verwende ich für mich als Therapeutin seit Jahren gerne den weißen Pomander, um mich zu schützen oder nach einer Behandlung zu reinigen.
Sehr zu empfehlen ist das Buch ›Aura-Soma. Heilung durch Farbe, Pflanzen- und Edelstein-Energie‹ von Mike Booth und Irene Dalichow. Es ist ein Standardwerk zum Thema.
Aurasoma ist inzwischen sehr verbreitet. Weitere Informationen findest du in spirituell ausgerichteten Läden oder im Internet. Deshalb verzichte ich hier auf weitere Erläuterungen.

Harmonisieren und Schützen aller Chakren

Die folgende Übung ist ganz wunderbar und kann jeden Morgen und Abend angewendet werden.

Lege auf der Höhe des Nabels die rechte Hand über die linke, sodass beide Hände übereinander liegen. Streiche nun, ohne den Körper zu berühren, mit beiden Händen vom Bauch (Wurzel-Chakra) hinauf bis zum Kopf (Kronen-Chakra) und über ihn hinweg bis hinunter zum Genick. Dort löse die Hände voneinander, schüttle die Energien ab und kehre zur Anfangsposition zurück. Wiederhole dies ungefähr zehnmal bzw. so lange, bis Ruhe und Harmonie in dir eingekehrt sind. Abschließend immer die Hände ausschütteln.

Lichtübung

Nachfolgend eine weitere intensive Übung, die den Energiefluss aller Chakren fördert:

Zur Unterstützung dieser wundervollen Übung zünde eine Kerze an und höre meditative Musik. Nimm eine Meditationsstellung ein und entspanne dich. Lass nun das Licht von einer geistigen Lichtquelle (geistige Führung oder Engel) durch dein Scheitel-Chakra in dich hineinfließen. Nimm die Energieströme in dir auf. Fülle dich mit soviel Licht, bis du spürst, dass es genug ist. Dann lass das Licht von oben her durch deinen ganzen Körper wandern.

Lichtmantel oder Lichtschutz

Visualisiere über deinem Kopf (Kronen-Chakra) eine Lichtquelle. Lass das Licht nun vom Kopf her um deinen ganzen Körper – vorne, links und rechts, hinten – bis zu den Füßen fließen, bis du ganz mit Licht eingehüllt bist. Nun spürst du einen schützenden Licht- oder Schutzmantel um dich herum. Die Energien des Lichts sind jetzt stärker als die dunklen, negativen Kräfte.

Diese Anwendung kann sehr hilfreich sein, bevor du dich an Orte mit größeren Ansammlungen von Menschen begibst (z.B. in ein Einkaufszentrum, ein Open-Air-Konzert oder eine Sportveranstaltung u. ä.). Oder bevor man Orte besucht, an denen negative Schwingungen in dich eindringen könnten, wie z.B. in Krankenhäusern oder auf Friedhöfen. Diese Übung kann auch stabilisierend wirken, wenn man sie vor belastenden Situationen oder Begegnungen mit unliebsamen Personen einsetzt.

Schutz und Reinigung

Nicht nur der physische, sondern auch der feinstoffliche Körper (die Aura) bedarf einer sorgfältigen Reinigung. Dazu ist der weiße Pomander von Aurasoma gut geeignet, als Reinigung und als Schutz.

- *Gib einige Tropfen des weißen Pomanders in deine Handflächen und verreibe sie miteinander.*
- *Atme den Duft tief ein und verteile den Pomander anschließend in deiner Aura. Bewege deine Hände in deiner Aura mehrmals vom Bauch bis zum Kopf (nie umgekehrt!) – dies hat eine stärkende Wirkung.*
- *Du kannst den Pomander auch direkt auf deinem Körper verteilen.*

Dies ist eine sehr effiziente schnelle Methode für einen Schutz wie auch für eine Reinigung.

Anwendung in Räumen: Kaufe in der Apotheke eine Sprayflasche aus Glas. Gib einige Tropfen des Pomanders hinein und fülle die Flasche mit Wasser auf. Dies ergibt ein wunderbares Reinigungsspray. Öffne bei der Anwendung ein Fenster.

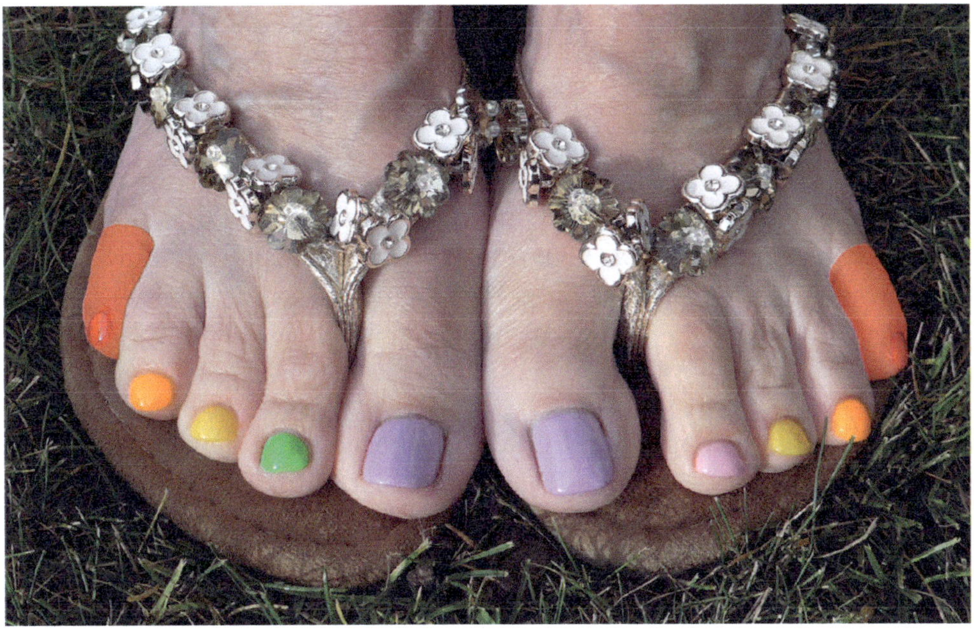

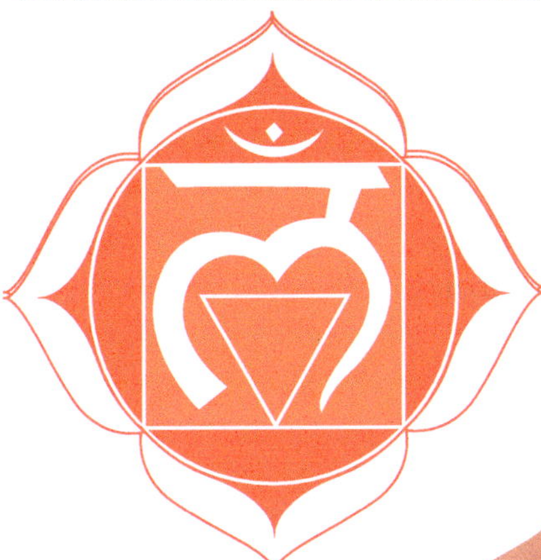

DIE KLEINZEHE

Das Wurzel-Chakra

(1. Chakra, Muladhara = Wurzel, Stütze)

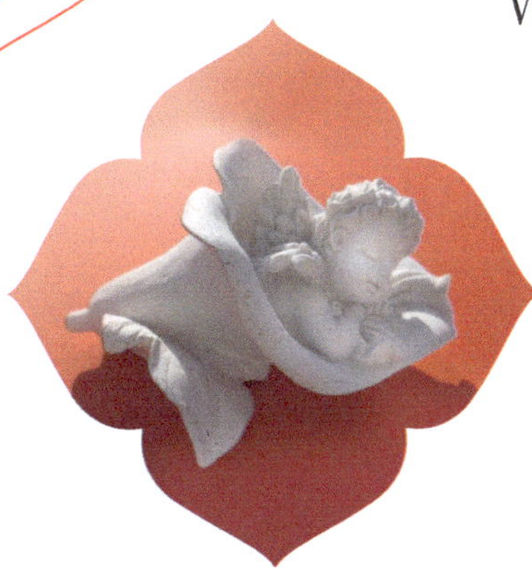

Aufgaben und Funktionen des Wurzel-Chakras

Das Wurzel-Chakra ist nach unten geöffnet (vgl. Abb. S. 20) und dadurch mit den Beinen und Füßen verbunden.

Durch das Wurzel-Chakra können wir von Mutter Erde Yin-Energie aufnehmen. Somit gibt uns das Wurzel-Chakra Lebensenergie und Lebenskraft, wozu auch die Sexualität gehört (*Kundalini*). Das Wurzel-Chakra gibt uns Kraft zum Überleben, für die existenziellen und materiellen Bereiche.

Außerdem gibt uns das Wurzel-Chakra Sicherheit und Geborgenheit. Daraus resultiert (Ur-)Vertrauen. Der Mensch ist gut geerdet und verwurzelt und erhält dadurch viel Stabilität.

Das Element *Erde* wird gestärkt.

Zusammenfassung

- Lebensenergie, Lebenswille, Sexualkraft
- Überleben, existenzielle und materielle Bereiche, Verankerung in Beruf und Wohnsitz, Geld
- Sicherheit, Stabilität
- Geborgenheit
- Vertrauen (Urvertrauen)
- Erdung
- In sich ruhend, zentriert sein

Element
Das Wurzel-Chakra wird dem Element *Erde* zugeordnet.

Harmonisches Erdelement	
• Dinge gestalten	• physische Kraft
• Verwurzelung	• Geduld
• Sinn für Strukturen	• Ruhe
• Dauerhaftigkeit	• Durchhaltevermögen
• Substanz	• Beharrlichkeit
• Äußerer Reichtum	• Liebe zur Natur
• Körperlichkeit	• Sicherheit, Geborgenheit

Zu viel Erde	**Zu wenig Erde**
• Schwere	• mangelnder Realitätssinn
• Unbeweglichkeit	• mangelnde Fähigkeit zur Struktur
• Starrheit	• kaum Körpergefühl
• Festhalten	• zu wenig Wurzeln
• Schlechte Haltung	• zu wenig zentriert
• Faulheit	• mangelnde Beharrlichkeit
• Phlegma	

Lage
Das Wurzel-Chakra befindet sich zwischen After und Genitalien. Es ist mit dem Steißbein verbunden.

Zugeordnete körperliche Bereiche
Alles Feste wie Steißbein, Knochen, Zähne und Nägel (vor allem deren Mineralienhaushalt); Rektum, Mastdarm (Enddarm), Anus, Blase, Becken, Hüftgelenk, Beine und Füße.

Zugeordnete Drüsen
Nebennieren: Diese produzieren Cortison, Adrenalin und Noradrenalin.

Blockierung des Wurzel-Chakras:

1. *Auf der seelisch-geistigen Ebene:*

- mangelnde Sicherheit, fehlendes Vertrauen, Arbeitslosigkeit, Tendenz, sich abzusichern; materieller Besitz und Genüsse sind sehr wichtig; eventuell Übergewicht; Ängste; Wut, Aggressivität, Gewaltbereitschaft, Nervosität, Unruhe, Selbstzweifel
  - Angst, etwas zu verlieren oder nicht zu bekommen
  - Existenzängste
  - Angst, nirgends hinzugehören
  - Wurzeln sind die Familie oder die Vorfahren
  - fehlt ein soziales oder familiäres Netz?

- mangelnde Lebenskraft
  - geschwächte Konstitution
  - fehlendes Körpergefühl

- mangelnder Bodenkontakt
  wie abgehoben, nicht ganz da; Fluchtverhalten vor allem auch durch Konsum von Alkohol, Drogen oder Medikamenten

- mangelnde Stabilität und Durchsetzungskraft:
  Die Person ist labil, hat zu wenig Durchhaltevermögen, kann sich zu wenig behaupten
  - ▸ das Leben wird zu einer Bürde

- das Urvertrauen fehlt: die Person ist nicht von Hoffnung und Zuversicht erfüllt, sondern fühlt sich unsicher, ist pessimistisch

- fehlende Geborgenheit: die Person ruht zu wenig in sich, ist nicht zentriert

Für das Wurzel-Chakra sind der Verlauf der Geburt und das erste Lebensjahr sehr wichtig, da es sich im ersten Lebensjahr bildet. Ein Kaiserschnitt führt oft zu einer Blockierung des Wurzel-Chakras.

- Wurde die Geburt in irgendeiner Hinsicht als traumatisch empfunden?
- Gab es kurz nach der Geburt eine Trennung von der Mutter?
- War das Kind erwünscht?

2. *Auf der körperlichen Ebene:*

- Probleme mit dem Steißbein oder dem Iliosakralgelenk
- Probleme mit dem Hüftgelenk z.B. Arthrose
- Beschwerden mit den Beinen oder den Füßen z.B. Krampfadern, Ödeme oder Verletzungen. Dadurch ist das Vorwärtsgehen im Leben behindert.
- Beschwerden mit dem Enddarm / Mastdarm (z.B. Hämorrhoiden), dem Anus oder dem Rektum

Eigenschaften der Kleinzehe

(▸ siehe auch Ferse, S. 52)

(▸ siehe auch Ferse, S. 52)

Für alle Chakren gilt: Die Blockierungen können auf der seelisch-geistigen Ebene vorliegen oder sich über längere Zeit im körperlichen Bereich manifestieren.

1 **Länge**	☐	lang	Viel Lebenskraft und körperlich physische Robustheit, Urvertrauen, Sicherheit, Stabilität, fühlt sich wohl im materiellen Bereich
	☐	mittellang	Nicht auffällig
	☐	kurz	Wenig Lebenskraft, Neigung zu Ängsten (Achtung: Oft ist auch die 4. Zehe zu lang, dadurch wirkt die Kleinzehe zu kurz). Neigung, wenig geerdet zu sein
2 **Dicke**	☐	dick	Viel Lebenskraft, starker Lebenswille (Achtung: oft gestaut)
	☐	mittel	Nicht auffällig
	☐	dünn	Wenig Lebenskraft, zart, sensibles Körpergefühl
3 **Form**	■	**tailliert (Gelenke ausgeprägt)**	Sieht man selten
	☐	gleichmäßig	Sieht man selten
	■	**bestimmte Form**	Bei spitzer Form wirkt die Zehe oft gestaut, es könnte sehr viel mehr Energie gelebt werden
4 **Zehenspitzenform**	☐	rund (harmonisch)	Die Lebensenergie wird harmonisch auf- und abgegeben (sieht man leider selten)
	■	**eckig**	Sieht man selten
	■	**spachtel**	Sieht man selten
	■	**spitzig**	Es wird nur sehr wenig Lebensenergie abgegeben bzw. aufgenommen, sehr häufig

5 **Richtung**	□	gerade	Die Energien im Wurzel-Chakra fließen frei und direkt, zielstrebig und offen, keine Probleme
	■	**Abweichung nach innen (varus)**	Sieht man am häufigsten (in der Schweiz wie auch in Deutschland); Lebensenergie und Sexualkraft werden zurückgehalten und geschützt, weniger Urvertrauen, daher ergeben sich viele Ängste
	■	**Abweichung nach außen (valgus)**	Habe ich auf den Malediven gesehen und einmal in der Schweiz, starke Offenheit, großes Urvertrauen, fühlt sich sicher und geborgen, optimistisch
	■	**gekrümmt – nach innen**	Wendet die Lebenskraft zu sich hin, kleine Blockierungen
	■	**gekrümmt – nach außen**	Noch nie gesehen
	■	**gedreht – nach innen**	Sieht man selten, die Energien fließen nicht direkt und offen, Ängste, Zweifel
	■	**gedreht – nach außen**	Der Nagel zeigt nach außen, Person schützt sich gegen außen
6 **Stellung**	□	schön gestreckt	Energien des Wurzel-Chakras fließen frei und offen
	■	**Hammerzehe**	Starke Verkrampfungen, mangelndes Vertrauen und mangelnde Sicherheit
	■	**Krallenzehe**	Sehr starke Verkrampfungen, starke Blockierungen evt. auch körperliche Beschwerden, geht von der Realität weg
7 **Bodenkontakt**	□	auf dem Boden	Die Person lebt in der Realität, setzt sich durch, ist geerdet
	■	**Träumerzehe**	Flucht vor der Realität, kann sich zu wenig durchsetzen; siehe auch Großzehe! Mangelnde Stabilität (Hüftprobleme, evt. andere körperliche Beschwerden im Wurzel-Chakra), wenig geerdet

■ Hier sind die Energien blockiert

8 Farbe	□	schön rosa	Gute Durchblutung, Lebensenergie fließt gut
	■	**rötlich**	Gestresst, gereizt, entweder Ängste oder mangelnde Durchsetzungskraft, Stress im materiellen Bereich
	■	**blass bis milchig**	Sieht man selten; ganz stark blockierte Lebensenergie
	■	**bläulich**	Gestaute Wut im materiellen Bereich
9 Nagelbeschaffenheit	■	**Längsrillen**	Weisen auf Störungen im Mineralhaushalt hin. Wichtig ist, auch den Säure-Basen-Haushalt zu kontrollieren
	■	**Querrillen**	Zeigen Stress-Situationen an. Die Höhe, auf der sich die Querrillen befinden, zeigt den Zeitpunkt an
	■	**brüchiger Nagel**	Zu schwacher Mineralhaushalt, Therapie empfehlenswert
	■	**Nagelverletzungen**	Die Person hat sich selbst verletzt, Ursache im materiellen Bereich
	■	**Nagelpilz**	Der Schutz ist zerstört, die Person kann sich im materiellen Bereich zu wenig wehren, das Vorwärtsgehen ist behindert
	□	großer Nagel	Großer Schutz, kann sich gut wehren
	■	**kleiner Nagel**	Kleiner Schutz, kann sich kaum widersetzen
	■	**Nagel zu kurz geschnitten**	Die Person lebt ihre Aggressionen nicht nach außen
10 Druckstellen	■	**dorsal (auf der Zehe)**	Stress, Druck von außen, im materiellen Bereich, Ängste
	■	**zwischen den Zehen**	Die Person setzt sich selbst unter Druck im materiellen Bereich
	■	**akut, gerötet**	Der Stress ist aktuell vorhanden
	■	**chronisch, braun oder Hornhaut**	Der Stress fand zu einem früheren Zeitpunkt statt

10a	**Schälung**	■		Momentane Veränderung in diesem Bereich; die alte Haut löst sich ab, es bildet sich eine neue
11	**Hühneraugen**	■	groß oder klein?	Tiefliegender Konflikt im materiellen Bereich oder tiefliegende Ängste
12	**Warzen**	■	groß oder klein?	Die Person kann die Themen des Wurzel-Chakras oder des materiellen Bereichs nicht annehmen, mangelnde Liebe zu diesem Bereich
13	**Verletzungen**	■		Verletzungen im materiellen Bereich. Man verletzt sich, weil man in diesem Bereich etwas nicht annehmen kann, sich dagegen wehrt, mit etwas nicht einverstanden ist
14	**Abstand zu Sakral-Chakra (4. Zehe)**	■		Sieht man selten. Die Energien fließen verlangsamt zum Sakral-Chakra.
15	**Fußpilz auf Schwimmhaut zwischen Wurzel- und Sakral-Chakra**	■		Sieht man häufig. Das Immunsystem ist geschwächt, Stress, Ärger oder Medikamente, Belastung im Wurzel-Chakra, das Vorwärtsgehen ist in diesem Bereich blockiert
16	**Zeitlicher Faktor** (gilt für alle Blockierungen)	□	seit wann / früher	Zu diesem Zeitpunkt fand auch ein Konflikt statt
		□	jetzt	Es gibt ein aktuelles Problem
		□	seit Geburt, angeboren	Das ist ein karmisches Thema

■ Hier sind die Energien blockiert

Eigenschaften der Ferse

Die Ferse wird ebenfalls dem Wurzel-Chakra zugeordnet und entspricht der Reflexzone des Beckens.

17 Hornhaut	■	**Kleine – große Fläche? Wenig – viel d. h. dünn oder dick? Mit Rissen, Schrunden?**	Die Energien des Beckenbereichs fließen nicht frei und offen, denn dieser Bereich ist belastet und blockiert. Die Bedeutung ist umso größer, je stärker das Ausmaß der Hornhaut ist. Wenn die Risse und Schrunden schmerzen, dann leidet die Person auch unter diesem Thema. Das Wurzel-Chakra ist blockiert und damit die Lebens- sowie die Sexualkraft. Es entstehen Unsicherheiten und Ängste – daraus resultiert mangelndes Vertrauen. Ein wenig Hornhaut darf jedoch sein. Dies deutet auf eine starke Willenskraft hin. Die Ferse wird beim Gehen stark aufgesetzt.
11 Hühnerauge (siehe Wurzelchakra)	■	**Größe?**	Dies deutet auf einen tiefliegenden Konflikt im Wurzel-Chakra hin. Das kann auf der seelisch-geistigen Ebene sein, z. B. Ängste, Lebenskraft, Sexualkraft oder im materiellen Bereich. Auf der körperlichen Ebene ist der ganze Beckenraum betroffen.
12 Warze (siehe Wurzelchakra)	■	**Größe?**	Die Person findet diesen Bereich ›hässlich‹, das bedeutet mangelnde Liebe z. B. Ablehnung der Sexualkraft, des materiellen Bereichs oder Ängste. Interessant ist, dass wir diese Warzen häufig bei Kindern in der Pubertät finden.
18 Tonus (= Spannungszustand des Gewebes)	■	**hypoton (kraftlos)**	Mit dem Tonus der Ferse erkennen wir den Kräftehaushalt einer Person. Ist der Tonus hypoton = es sind viele Falten sichtbar, so ist die Person müde. Oft auch bei älteren Menschen. Diese Person sollte sich erholen, auf den Körper achten und Sport treiben.
	□	normal elastisch	Einen elastischen Tonus sehen wir bei Babyfüßen. Wunderbar.
	■	hyperton (= verspannt)	Es herrscht eine große Anspannung im Wurzel-Chakra oder im Beckenbereich. Ein hypertoner Tonus ist verbunden mit Hornhaut. Ein wenig Hornhaut darf hier sein und deutet auf eine starke Willenskraft hin.

Die Ferse (allgemein)

- wird dem Element *Erde* zugeordnet.
- wird dem körperlichen Bereich zugeordnet und zeigt die Willenskraft. Betrachte auch die Großzehe, deren Form ebenfalls den Willen und die Durchsetzungskraft anzeigt. Bei einer ägyptischen Form (die Großzehe ist lang und dick) ist die Durchsetzungskraft groß.

  Betrachte auch den Gang einer Person. Wie wird die Ferse aufgesetzt? Lautstark und mit Kraft? Dies deutet auf einen starken Willen hin.
- Wirf auch einen Blick auf die Schuhe: Hängt die Ferse beim Tragen hoher Absätze in der Luft, kann sie keine (Willens-)Kraft ausüben! Eine Erdung ist nicht möglich.

Die Kleinzehe

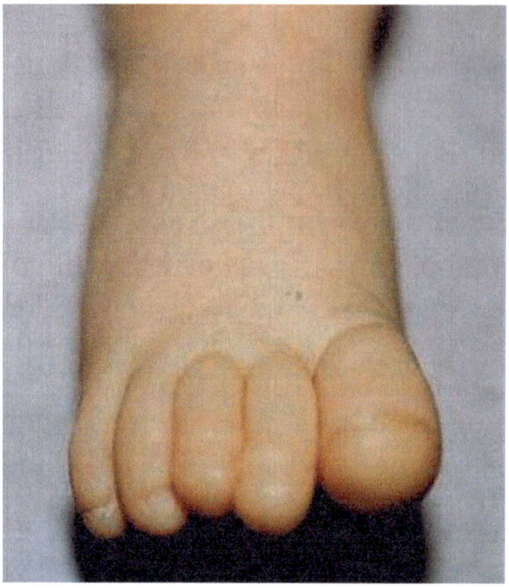

Knabe, 7 Wochen.
Lange Kleinzehe

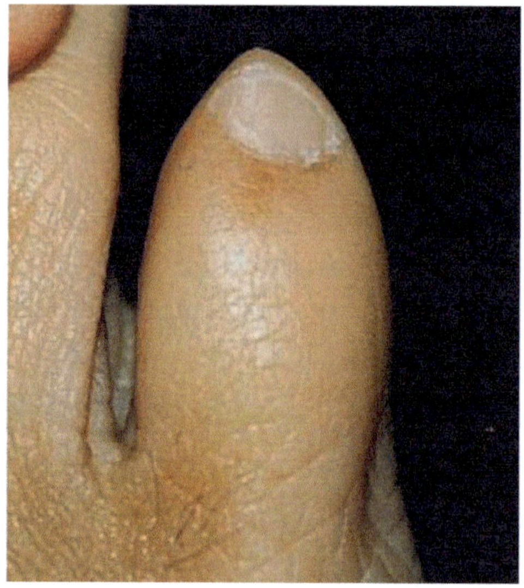

Frau, 41 Jahre. *Dicke Zehe, schön gestreckt, spitz zulaufende Zehenform*

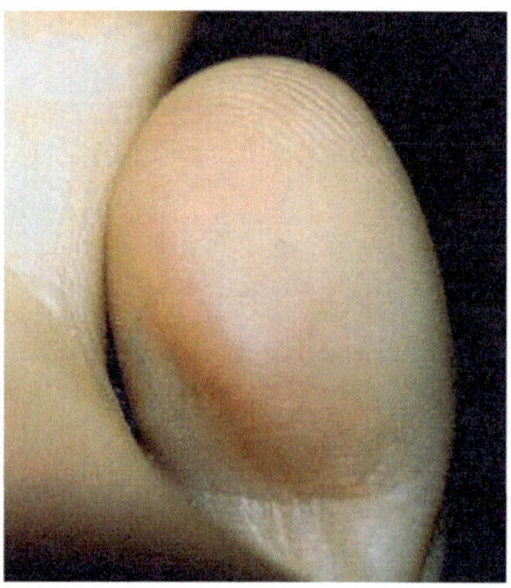

Frau, 40 Jahre. *Liegend, runde Zehenspitzenform. Die Person lebt auf Mallorca, hat wenig Ängste, ist fast zu optimistisch*

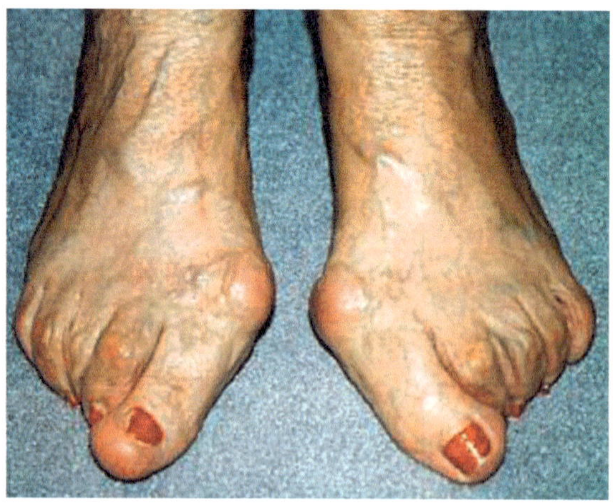

Frau, 81 Jahre.
Alle Zehen sind Hammer- oder Krallenzehen. Starker Hallux valgus der Großzehe

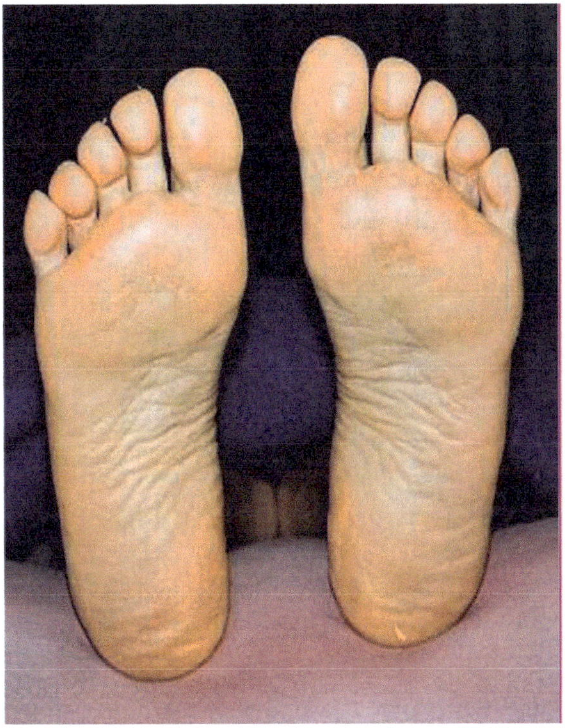

Frau, 61 Jahre,
liegend. Schöne gestreckte harmonische Kleinzehe. Die Stellung der Kleinzehe ist gestreckt und die Richtung ist gerade. Sieht man selten.
Die Person ist von Beruf Krankenschwester, macht Sterbebegleitung.

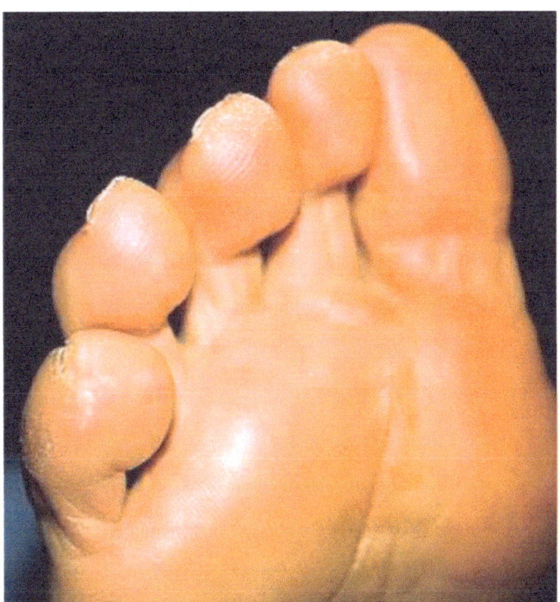

Frau, 55 Jahre.
Die Kleinzehe ist nach innen gekrümmt, der Nagel ist klein. Alle Zehen sind im Scheitel-Chakra mit Hornhaut bedeckt bzw. belastet. Die Person kann nur schwer loslassen. Sie ist Lehrerin von Beruf, überarbeitet und hat chronische Nackenprobleme.

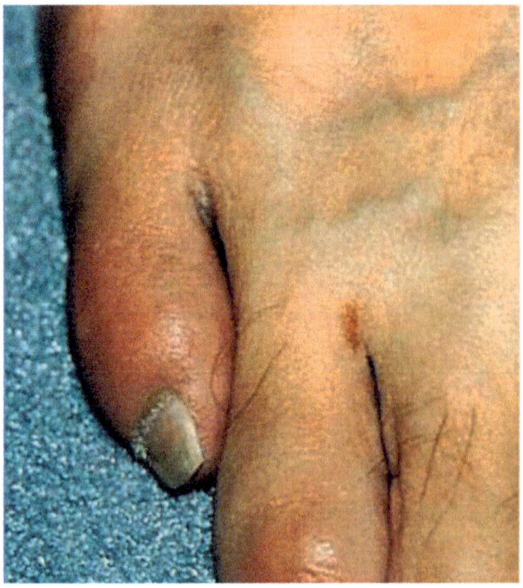

Mann, 41 Jahre.
Kleinzehe:
Der Zehennagel ist wie die ganze Zehe nach außen gedreht. Der Mann ist sehr zurückhaltend, hat Ängste und stottert seit seiner Kindheit.

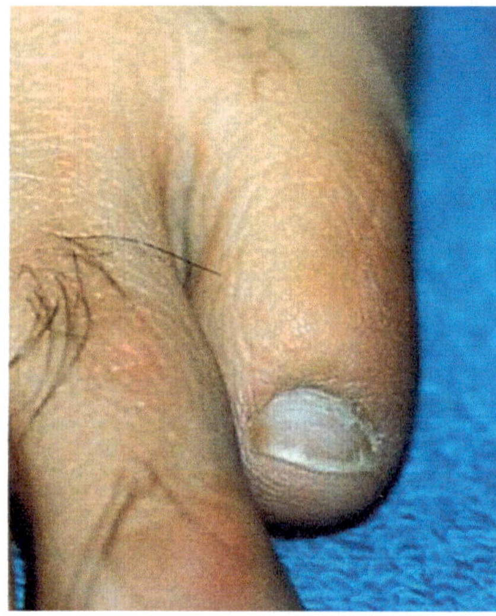

Frau, 40 Jahre.
Gestreckte Kleinzehe, Nagel schön gerade

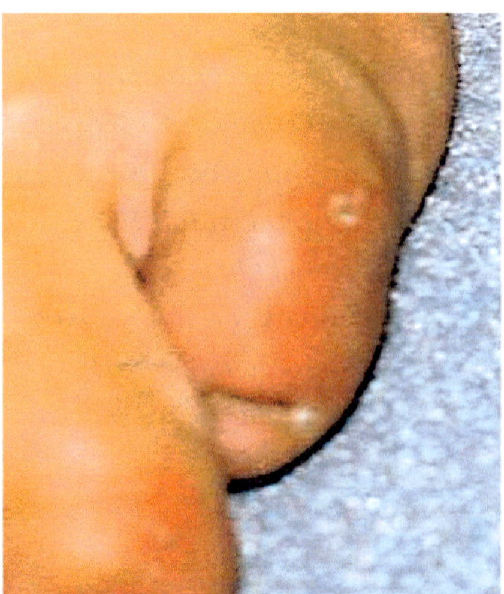

Frau, 41 Jahre.
Kleinzehe mit Hühnerauge und sehr kleinem Nagel. Die Frau stand mit 41 Jahren kurz vor der Geburt ihres ersten Kindes. Sie hatte Angst vor einem Kaiserschnitt, vor allem vor der späteren Narbe (bzw. deren Blockierung). Nach der mit einer Lebensberatung gekoppelten Behandlung durch mich ging es ihr besser. Sie gebar ihren Sohn ohne Kaiserschnitt!

Harmonisierung des Wurzel-Chakras

(Therapeutische Möglichkeiten)

1. Naturerfahrungen

- Allgemein viel barfuß gehen: auf einer Wiese im taufrischen Gras, im Sand am Meeresstrand, im Wald auf Moos
- einen Baum berühren, ihn umarmen, sich unter ihn setzen oder an den Stamm lehnen
- sich im Schneidersitz auf die Erde setzen und bewusst deren Geruch einatmen, sich hinlegen.

Spüre die Naturgeister und das ›Dasein‹ der Engel.

2. Übungen

- Lenke dein Bewusstsein auf das Wurzel-Chakra, berühre es mit den Händen und atme tief ein und aus
- Gehmeditation (vgl. S. 176)
- Wurzelübung
- Baummeditation
- Fußübungen (vgl. Seite 162 ff.)
- Beine ausschütteln
- Füße eincremen
- Fußbad mit Zusatz von ätherischen Ölen
- Schreiben mit den Füßen (vgl. S. 174)
- Fußreflexzonentherapie, vor allem Energiepuls
- Allgemein körperliche Aktivität / Sport

Wurzelübung

Die Füße stehen gerade und schulterbreit auseinander. Schließe die Augen und stelle dir bildhaft vor, wie unter deinen Fußsohlen mehrere Wurzeln in den Boden wachsen, die sich regelmäßig verteilen. Der Boden ist gut genährt, durch die Wurzeln verankern sich deine Füße immer stärker. Du stehst fest auf beiden Füßen und spürst, dass du dich nicht mehr bewegen kannst. Auch die Vorstellung, dass die Füße größer werden, ist möglich.

Nun fährst du mit deinem inneren Auge langsam hoch, du spürst die Unterschenkel, dann die Kniee, die Oberschenkel, den unteren Rückenbereich und das Gesäß. Du gehst die Wirbelsäule langsam Wirbel für Wirbel weiter hoch bis zum Nacken und dem Scheitelansatz. Jetzt spürst du den Scheitel oben am Kopf. Stell dir vor, wie du deinen Kopf mit einem Faden bis zur Zimmerdecke verlängerst. Atme tief ein und aus. Spürst du, wie gerade und aufgerichtet du dastehst? Wie fühlt sich deine Größe an?

Baummeditation

Du stehst gerade und stellst dir vor, ein Baum zu sein. Du spürst, wie der Baum tiefe Wurzeln in der Erde bildet. Fahre jetzt mit deinem inneren Auge langsam den Baumkörper hoch. Spürst du den Stamm? Wie stark ist er? Spürst du die Äste? Welche Form haben sie?

In welcher Jahreszeit befindet sich der Baum? Ist es Frühjahr, Sommer, Herbst oder Winter? Was für eine Krone hat er? Hat er Blätter oder Nadeln? Trägt er Früchte? Wo steht der Baum? In einer Gruppe oder einzeln?

Registriere alle Einzelheiten genau, aber bewerte sie nicht. Diese Übung kann sehr viel Kraft geben, denn damit stärkst du deine Wurzeln und schaffst dir und deinen Füßen einen sicheren Bodenkontakt und eine gute Standfestigkeit.

***Tipp:** Mache diese Übung auch in freier Natur. Danach fühlst du dich voller Energie.*

Übung: Kreisen der Fußknöchel

Auch das Kreisenlassen der Fußknöchel tut gut. Bewege deinen Fuß fünfmal im Kreis nach links und anschließend fünfmal nach rechts. Dabei ist es wichtig, den Fuß langsam zu bewegen. Kreise mit dem Fuß so weit nach innen (Innenrotation) wie möglich, das gleiche machst du mit dem Fuß nach außen (Außenrotation).

Grundsätzlich gilt dabei: Langsame Bewegungen sind effektiver. Wir halten viel Spannung in den Gelenken zurück. Oft fließt die Energie nur bis zu den Fußknöcheln und kann nicht frei bis zu den Füßen gelangen.

Übung: Beine ausschütteln

Du sitzt mit gestreckten Beinen auf dem Boden, die Arme sind dabei nach hinten gestützt. Schüttle und lockere nun deine Beine mehrmals bis zu den Füßen aus. Diese Übung – die Kinder übrigens ganz intuitiv gerne machen – lässt die Energien frei bis zu den Füßen fließen.

3. Farbe

ein klares leuchtendes Rot

- trage **rote Socken,** am besten Zehensocken
- trage **rote Hosen** oder im Winter Strümpfe bzw. Leggins.
- entspanne dich und visualisiere die **Farbe rot** – z.B. eine **rote Rose,** eine **Tomate** oder einen **roten Sonnenuntergang**. Atme dazu tief und fülle dich ganz mit der Farbe und ihrer Energie.
- kaufe **rote Blumen** und gestalte einen **roten Blumenstrauß.**
- Der Therapeut kann während des Visualisierens der Farbe Rot mit den Händen vom Steißbein unten am Rücken entlang der Beine bis zu den Füßen die Energien ausstreichen. Dabei liegt die Person auf dem Rücken, am besten auf einem Massagetisch. (In meiner Praxis stimme ich die Patienten immer mit einer Fußreflexzonenmassage ein, die auch mit der Edelsteintherapie kombiniert werden kann.)

4. Musik

- afrikanische Musik (z.B. Trommeln)
- zur Aktivierung und Belebung ist auch Afro-Dance sehr geeignet

5. Edelsteintherapie

Edelsteine mit der Farbe Rot (zum Teil auch Schwarz) z.B.

- Achat
- Rubin
- rote Koralle
- Granat
- Blutjaspis
- Hämatit
- *für die Füße:* Schneeflockenobsidian

Anwendung:

Wähle den Stein aus, der dich besonders anzieht. Halte den Stein in der Hand oder lege ihn auf das Chakra. Achte dabei auf die Form des Steins. Hat er die Form eines Ovals, sollte er in Richtung Energiefluss gelegt werden, d.h. den Stein nicht quer, sondern längs auflegen.

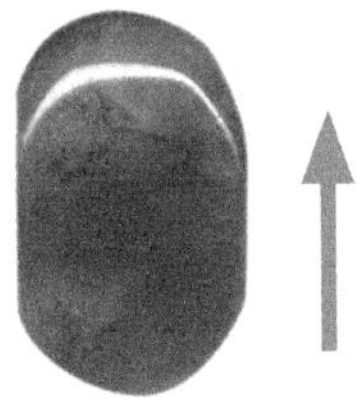

Achte bei der Übung vor allem darauf, dass du entspannt bist und tief und ruhig atmest. z.B. auch begleitet von leiser Musik und/oder Kerzenschein. Führe dieses Ritual etwa 15 Minuten aus.

Wichtig ist die Reinigung des Steins nach der Anwendung.
Siehe hierzu S. 37

Ein Chakra-Healing sollte nicht häufiger als zweimal pro Woche durchgeführt werden. Ein Zuviel (auch mit verschiedenen Steinen) kann sich negativ auswirken. Du fühlst dich beispielsweise müde oder es werden starke Gefühle ausgelöst. Also lieber weniger als zu viel!

6. Aromatherapie

- Zeder
- Nelke
- Rosmarin
- Zypresse
- Fichte
- Tanne

} wirken alle aktivierend und stärkend

○ *Für die Anwendung der Aromatherapie ist eine Duftlampe geeignet.*

○ *Sehr zu empfehlen ist auch ein entspannendes Fußbad in einer kleinen Wanne mit der Farbe Rot. Verwende für das Fußbad 4 bis 5 Tropfen ätherisches Öl, gib als Emulgator ein Döschen Kaffeesahne dazu. Verwöhne deine Füße ca. 15 Minuten und atme dabei den Duft ein.*

7. **Chakra-Öl**

   Verwende das spezielle Chakra-Öl für das Wurzel-Chakra.

○ *Gib einen Tropfen in jede Handfläche und verreibe sie miteinander.*

○ *Atme den Duft tief ein und verteile ihn anschließend in deiner Aura.*

○ *Öle deinen unteren Rücken damit ein.*

Übe die Anwendung über einen längeren Zeitraum aus und zwar täglich, bevorzugt abends. Die Wirkung hält über Nacht an.

8. **positive Affirmationen**

   - Ich bin voller Lebensenergie.
   - Ich sage ja zum Leben.
   - Ich bin bereit, mich positiv im täglichen Leben einzusetzen.
   - Ich fühle mich sicher.
   - Ich fühle mich geborgen und ruhe in mir.
   - Ich habe großes Vertrauen.
   - Alles, was ich wirklich brauche, kommt leicht und mühelos und zum richtigen Zeitpunkt zu mir.
   - Alles, was ich wissen muss, kommt leicht und mühelos zu mir.
   - Ich bin voller Zuversicht, Hoffnung und Optimismus.

○ *Wiederhole die Sätze mehrmals, am besten laut und in entspanntem Zustand, z.B. vor dem Einschlafen.*

○ *Spüre den Inhalt der Worte, spüre die Gefühle, die sie auslösen. Beschreibe damit kreative Karten und befestige sie an verschiedenen Orten, wo du sie mehrmals täglich sehen kannst.*

9. Ernährung

Nahrungsmittel, die das Element Erde stärken

- alles, was in der Erde wächst: Kartoffeln, Knollen, Zwiebeln usw.
- alles mit der **Farbe Rot**: Peperoni, Tomaten, Radieschen, Paprika, Erdbeeren, Kirschen, Johannisbeeren, rote Äpfel

10. Heilpflanzen

Kräuter, Gewürze, Tees:

- Wegwarte (die Wurzel reinigt die Harnwege)
- Eibischblätter (gegen Blasenentzündung)
- Birkenblätter: bei Harnwegserkrankungen und rheumatischen Beschwerden
- Brennesselblätter: gegen Harnwegsentzündungen
- Schachtelhalm: harntreibend, reinigend
- Bärentraubenblätter: antibakteriell
- Blasen- und Nierentee: entzündungshemmend
- Beinwell-Salbe: durchblutungsfördernd für die Beine

11. Aurasoma

Alle Essenzen haben verschiedene Farben und Düfte. Es ist sehr angenehm damit zu arbeiten. In meiner Praxis verwende ich bereits seit Jahren für mich als Therapeutin den weißen Pomander, um mich zu schützen oder um mich nach einer Behandlung zu reinigen.

Tipp:

Führe alle Aktivierungsübungen bevorzugt morgens aus, denn sie aktivieren und beleben den Körper. Deswegen ist die Anwendung abends oder vor dem Einschlafen nicht zu empfehlen.

Wenn du z. B. im Schneidersitz meditierst, konzentriere dich auf das Spüren deiner Füße. Dadurch ruhst du in dir, bist geborgen und sicher, außerdem verbunden mit der Erde. Öffne erst später die oberen Chakren.

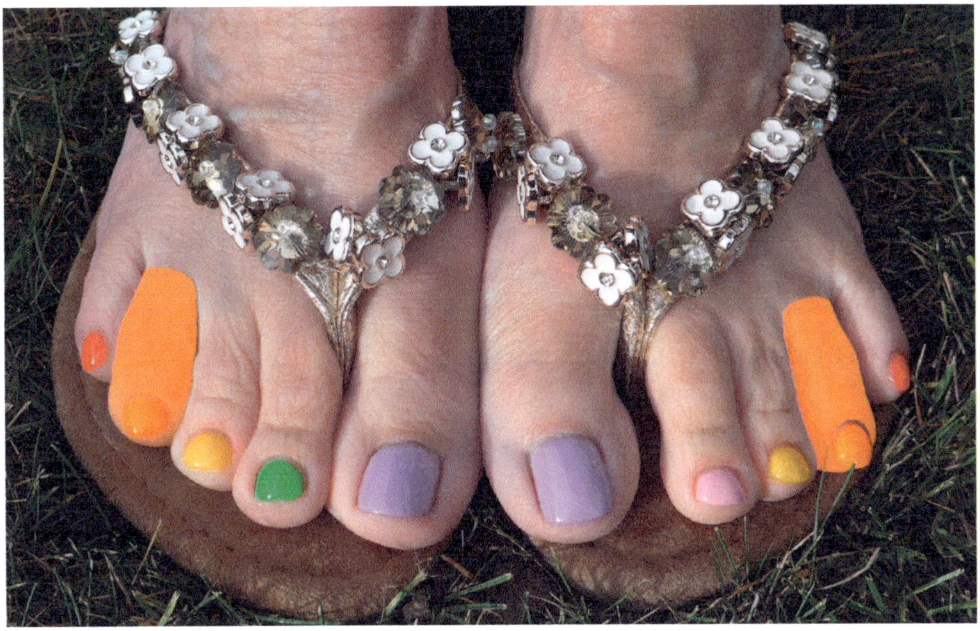

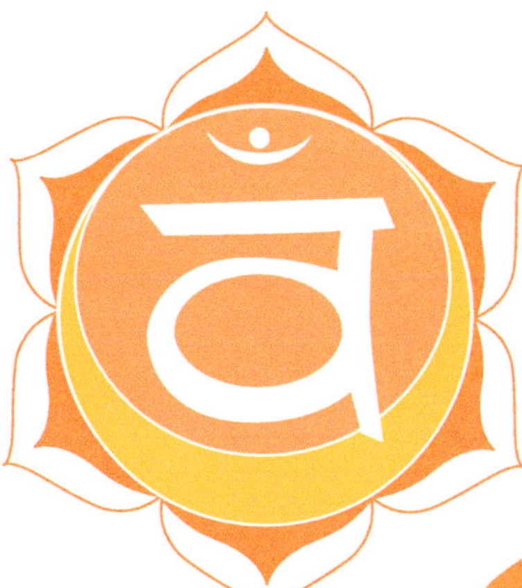

DIE VIERTE ZEHE

Das Sakral-Chakra

(2. Chakra, Svadhistana = Das Süße)

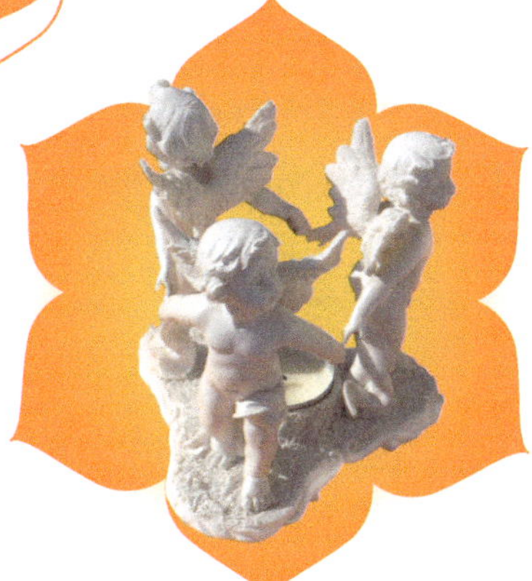

Aufgaben und Funktionen des Sakral-Chakras

Das Sakral-Chakra öffnet sich nach vorne (vgl. Abbildung auf S. 20) und gibt uns die Energie, unsere Gefühle zu spüren und uns mit dem Leben fließen zu lassen. Es hilft uns loszulassen und dient auch der Reinigung (Niere).

Zusammenfassung

- Loslassen, im Fluss des Lebens bleiben, Vertrauen in den Fluss des Lebens haben
- Kreativität
- Sinnlichkeit, Erotik
- Gefühlsreichtum, Gefühle zulassen
- Hinwendung zum Du, partnerschaftliche Beziehung
- Das Leben genießen
- Das Gute annehmen und sich verwöhnen lassen
- Sich selbst verwöhnen
- Spiel
- Das Leben als Freude und Geschenk betrachten und nicht nur als Mühe

Element
Das Sakral-Chakra wird dem Element *Wasser* zugeordnet.

Harmonisches Wasserelement	
• Gefühle genießen • Fähigkeit zur Erlebnistiefe • Sensibilität • Nähe • Wärme • Mütterlichkeit • Verschmelzen	• Hingabe • Loslassen • Zulassen • Verletzlichkeit • ästhetisches Empfinden • Sexualität (Yin-Aspekt) Mitgefühl

Zu viel Wasser	Zu wenig Wasser
• Gefühlsblockaden (Wut, Panik, Angst, Erstarrung) • Sucht • Depression • Tagträumerei	• Gefühlsarmut • Härte • Unsensibilität • mangelndes Zulassen • keine Hingabe

Lage

Das Sakral-Chakra befindet sich unterhalb des Nabels und oberhalb der Genitalien. Es ist mit dem Kreuzbein verbunden (lat. *os sacrum*, daher der Name).

Zugeordnete körperliche Bereiche

Fortpflanzungsorgane, Niere, Harnleiter, alles Flüssige wie Blut, Lymphe, Verdauungssäfte, Sperma; Kreuzbein, unterer Teil der Lendenwirbelsäule, Dünndarm, Dickdarm (auf- und absteigender Teil)

Zugeordnete Drüsen

Eierstöcke und Hoden: Diese produzieren die Keimzellen, Östrogen und Testosteron

Blockierung des Sakral-Chakras:

1. *Auf der seelisch-geistigen Ebene:*

    - Beginn häufig in der Pubertät oder Kindheit wegen fehlender Zärtlichkeit oder zu wenig körperlicher Nähe
    - Unsicherheiten und Spannungen gegenüber dem anderen Geschlecht
    - Unbefangener Umgang mit Sexualität geht verloren
    - Sinnliches Empfinden wird grob
    - Erstarrung der Emotionen, Zurückhaltung
    - Sexuelle Gefühlskälte
    - Kein Vertrauen in den Fluss des Lebens
    - Mühe, alte Gefühle zu überwinden / loszulassen

2. *Auf der körperlichen Ebene:*

    - Probleme mit der Menstruation
    - Probleme mit der Gebärmutter (z. B. Myome)
    - Probleme mit Eierstöcken und Eileiter (z. B. Zysten)
    - Nierenleiden (z. B. Nierensteine, Entzündungen)
    - Harnleiterleiden
    - Probleme mit dem Dickdarm (z. B. Verstopfung, Reizdarm, Morbus Crohn)
    - Probleme mit dem Dünndarm (z. B. Druckgefühl, Blähungen)
    - Probleme mit dem unteren Teil der Lendenwirbelsäule (Lumbalwirbel), dem Kreuzbein (*os sacrum*) und dem Sakralwirbel

Eigenschaften der vierten Zehe

Für alle Chakren gilt: Die Blockierungen können auf der seelisch-geistigen Ebene vorliegen oder sich über längere Zeit im körperlichen Bereich manifestieren.

1 Länge	□	lang	Starke Anlage für Gefühlsreichtum, Sinnlichkeit und Kreativität, Gefahr von Gefühlsblockaden
	□	mittellang	Nicht auffallend
	□	kurz	Geringe Anlage für Gefühlsreichtum und Kreativität
	□	dick	Viel Energie, großer Gefühlsreichtum, grob, kräftig
2 Dicke	□	mittel	Nicht auffallend
	□	dünn	Wenig Energie, geringer Gefühlsreichtum, fein, sensibel
3 Form	■	**tailliert (Gelenke ausgeprägt)**	Gefühle fließen mal viel, mal wenig
	□	gleichmäßig	Gefühle fließen gleichmäßig
	■	**bestimmte Form**	Gefühle fließen der Form entsprechend
4 Zehenspitzenform	□	rund (harmonisch)	Gefühle werden freundlich harmonisch abgegeben
	■	eckig	Selten, Gefühle fließen heftiger, kantig
	■	spachtel	Noch nie gesehen, Gefühle fließen anfallsweise, sehr heftig
	■	spitzig	Am häufigsten: Gefühle werden zurückgehalten (vor allem in der Schweiz und in Deutschland)

■ Hier sind die Energien blockiert

5	**Richtung**	□	gerade	Die Energien des Sakral-Chakras fließen frei und offen
		■	**Abweichung nach innen (varus)**	Die Gefühle (und alle Themen des Sakral-Chakras) werden zurückgehalten oder geschützt. Die Person ist wenig offen. Diese Ausprägung ist bei 90 Prozent der schweizerischen und deutschen Zehen anzutreffen.
		■	**Abweichung nach außen (valgus)**	Die Person ist sehr offen gegenüber anderen, zeigt ihre Gefühle
		■	**gekrümmt – nach innen**	Die Gefühle sind blockiert, zu sich gewandt
		■	**gekrümmt – nach außen**	Anderen zugewandt, jedoch ebenfalls blockiert (noch nie gesehen)
		■	**gedreht – nach innen**	Nicht offen und frei, auf Umwegen, zu sich geschützt, Schutz nach innen
		■	**gedreht – nach außen**	Noch nie gesehen, anderen zugewandt, Schutz nach außen
6	**Stellung**	□	schön gestreckt	Die Energien des Sakral-Chakras fließen frei und offen
		■	**Hammerzehe**	Die Energien sind blockiert, Gefühle sehr verkrampft, zurückhaltend
		■	**Krallenzehe**	Dito. aber noch stärker, geht von der Realität weg
7	**Bodenkontakt**	□	auf dem Boden	Selbstentfaltung möglich, lebt die Gefühle
		■	**Träumerzehe**	Nimmt die Gefühle zurück, lebt sie nicht in der Realität aus
8	**Farbe**	□	schön rosa	gute Durchblutung, Energien fließen gut und frei
		■	**rötlich**	Stress mit den Themen des Sakral-Chakras, z. B. Beziehung
		■	**blass bis milchig**	Sehr stark blockiert, wenig Energie in diesem Bereich
		■	**bläulich**	Gestaute Gefühle, Aggressionen

9 Nagelbeschaffenheit		■	**Längsrillen**	Diese weisen auf Störungen im Mineralhaushalt hin. Wichtig ist, auch den Säure-Basen-Haushalt zu kontrollieren
		■	**Querrillen**	Diese zeigen Stress-Situationen an. Die Höhe, auf der sich die Querrillen befinden, zeigt den Zeitpunkt an
		■	**brüchiger Nagel**	Zu schwacher Mineralhaushalt, Therapie empfehlenswert
		■	**Nagelverletzungen**	Schutz ist verletzt, die Person fühlt sich im Gefühlsbereich verletzt, z. B. in einer Beziehung
		■	**Nagelpilz**	Schutz und Kraft sich zu wehren sind zerstört, wenig Kraft sich abzugrenzen
		□	großer Nagel	Großer Schutz und viel Kraft, um sich zu widersetzen
		■	**kleiner Nagel**	Kleiner Schutz und wenig Kraft, um sich zu widersetzen
		■	**Nagel zu kurz geschnitten**	Die Person lebt die Aggressionen nicht nach außen. Ganz extrem ist das bei gleichzeitigem Nägelkauen.
10 Druckstellen	**wo?**	■	**dorsal (auf der Zehe)**	Stress von außen, z. B. in einer Beziehung
		■	**zwischen den Zehen**	Die Person setzt sich selbst unter Druck, unterdrückt ihre Gefühle
	wann?	■	**akut, gerötet**	Es gibt einen akuten Konflikt, Stress vorhanden
		■	**chronisch, braun oder Hornhaut**	Weist auf einen früheren Konflikt hin

■ Hier sind die Energien blockiert

10a	**Schälung**	■		Momentane Veränderung in diesem Bereich; die alte Haut löst sich ab, es entsteht eine neue
11	**Hühneraugen**	■	**groß oder klein?**	Tiefgehender Konflikt, Themen sind Beziehung, Sinnlichkeit, Gefühle, Loslassen
12	**Warzen**	■	**groß oder klein?**	Abneigung, die Person kann Gefühle, Sinnlichkeit oder Erotik nicht annehmen
13	**Verletzungen**	■		Dies deutet auf Verletzungen im Gefühlsbereich hin. Die Person verletzt sich selbst
14	**Zehenabstand (zwischen Sakral-Chakra und Solarplexus)**			Die Person ist zurückhaltend oder vorsichtig. Die Energien brauchen länger, bis sie vom Sakral-Chakra zum Solarplexus fließen. Die Person ist wählerisch: Wem zeige ich meine Gefühle? Wo und wann zeige ich meine Gefühle? Das kann auch positiv sein
16	**Zeitlicher Faktor** (gilt für alle Blockierungen)	■	**seit wann / früher**	Zu diesem Zeitpunkt fand ein Konflikt statt
		■	**jetzt**	Es gibt ein aktuelles Problem
		■	**seit Geburt, angeboren**	Das ist ein karmisches Thema

■ Hier sind die Energien blockiert

Die vierte Zehe

Linker Fuß

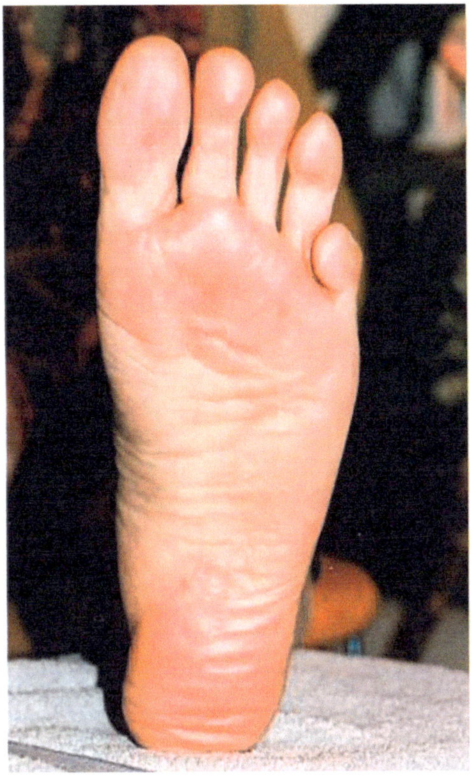

Frau, 50 Jahre.
Die 4. Zehe am linken Fuß ist sehr lang, dadurch erscheint die 5. Zehe sehr kurz, da sie zudem angezogen bzw. gekrümmt ist. Die Person litt unter starkem Durchfall. Nach der Arbeit musste sie ein Taxi nach Hause nehmen. Nach einigen Behandlungen mit Fußreflexzonenmassage hatte sie keine Beschwerden mehr.

Rechter Fuß

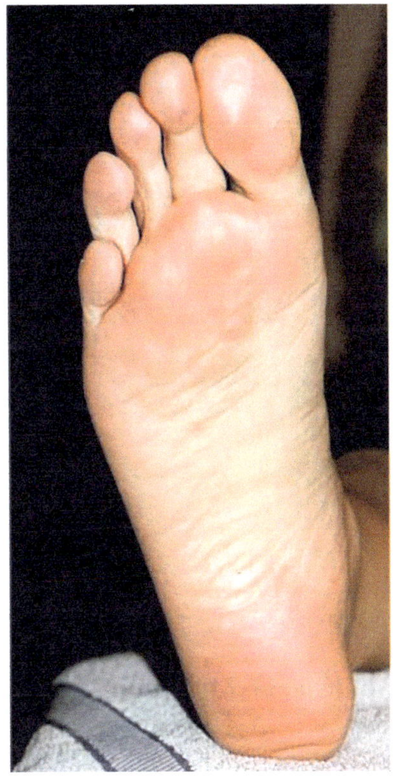

Rechter Fuß der gleichen Frau. Hier ist die 4. Zehe nicht so lang und gestreckt. Interessant sind der sehr große Yin-Anteil (Gefühlswelt) und der große Raum, den der seelische Bereich einnimmt, was den Gefühlsanteil noch verstärkt

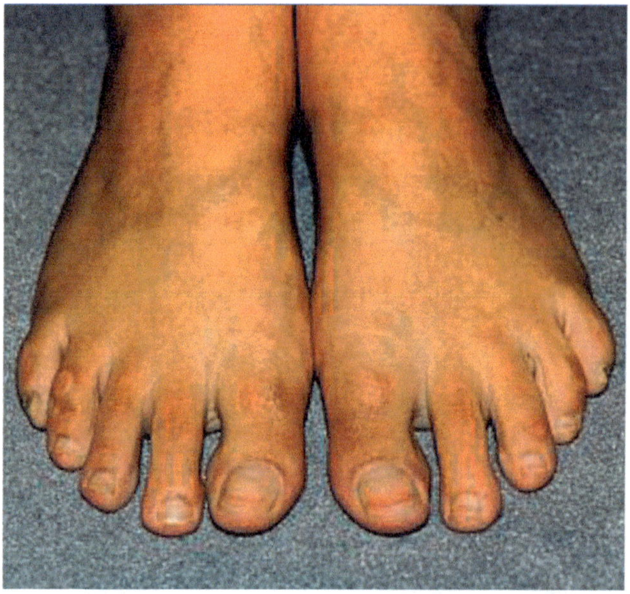

Frau, 36 Jahre.
Große Druckstelle dorsal auf der 4. Zehe am rechten Fuß. Die Person hatte viel Stress am Arbeitsplatz. Sie hat mittlerweile gekündigt.

Harmonisierung des Sakral-Chakras

(Therapeutische Möglichkeiten)

1. Naturerfahrungen

- Betrachte den Vollmond, das stimuliert deine Gefühle
- Wasser
- – Ein klar fließender Bergbach
- – Eine reinigende Dusche
- – Schwimmen in einem natürlichen Gewässer (See oder Fluss)
- – Stille Betrachtung eines Sees
- – Viel Wasser trinken ist wichtig. Optimal wäre Wasser aus einer frischen Quelle (pro kg Körpergewicht = 40 ml Wasser/Tag). Dadurch können Nieren und Blase das Alte, Blockierte reinigen und ausscheiden.

2. Übungen

- Lenke dein Bewusstsein auf das Sakral-Chakra, berühre es mit den Händen und atme tief ein und aus.
- Visualisiere einen klaren Bergbach. Stell dir vor, alles was du nicht mehr brauchst und was dir nicht gut tut, fließt weit weg. Fülle dich in deiner Vorstellung mit frischem klaren Wasser (= Energien) auf. Atme tief dazu.
- Mach etwas Kreatives, das dir Freude bereitet, z.B. Malen. Wähle dabei die **Farbe Orange** oder eine Farbe, die dir guttut bzw. die du magst.
- Forme etwas mit deinen Händen, z.B. aus Lehm oder Teig oder bastle etwas.
- Pflücke einen bunten Blumenstrauß.
- Lass deiner Phantasie freien Lauf.

3. Farbe

ein klares Orange

Die **Farbe Orange** belebt und löst von Erstarrtem. Sie weckt sinnliche Freude.

Zur Anwendung gibt es viele Möglichkeiten:

- Visualisierung der **Farbe Orange**
- Trage **orangefarbene Kleidung,** vor allem auf dem Unterbauch.
- Richte ein Zimmer hauptsächlich in der **Farbe Orange** ein, z.B. orangefarbene Möbel, streiche die Wände orangefarben.
- Bedecke dich mit einem **orangefarbenen Tuch**, vor allem den Unterbauch. Lege dich dabei in entspanntem Zustand hin und lass die Farbe wirken.

4. Musik

Zur Harmonisierung des Sakral-Chakras ist Meeresrauschen geeignet, auch Musik mit allen anderen Klängen von Wasser ist wohltuend. Sie hat eine allgemein beruhigende Wirkung und ist auch während einer Therapieform sehr unterstützend. Die Person kann sich gut entspannen und loslassen.

5. **Edelsteintherapie**

   Edelsteine mit der **Farbe Orange**

   - Karneol
   - Mondstein (auch perlmutterfarbig)
   - orangefarbener Calzit
   - Feueropal

Anwendung:

Wähle den Stein aus, der dich besonders anzieht. Halte den Stein in der Hand oder lege ihn auf das Chakra. Achte dabei auf die Form des Steins. Hat er die Form eines Ovals, sollte er in Richtung Energiefluss gelegt werden, d. h. den Stein nicht quer, sondern längs auflegen.

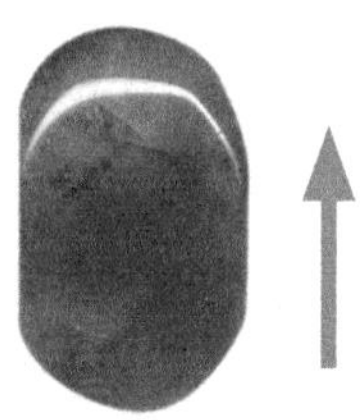

Achte bei dieser Übung vor allem darauf, dass du entspannt bist und tief und ruhig atmest, z.B. auch begleitet von leiser Musik und / oder Kerzenschein. Führe dieses Ritual ca. 15 Minuten aus.

Wichtig ist die Reinigung des Steins nach der Anwendung.
Siehe hierzu S. 37

Ein Chakra-Healing sollte nicht häufiger als zwei Mal pro Woche durchgeführt werden. Ein Zuviel (auch mit verschiedenen Steinen) kann sich negativ auswirken. Du fühlst dich beispielsweise müde oder es werden starke Gefühle ausgelöst. Also – lieber weniger als zu viel!

6. **Aromatherapie**
    - Ylang Ylang
    - Sandelholz
    - Patchuli

○ *Für die Anwendung der Aromatherapie ist eine Duftlampe geeignet.*
○ *Sehr zu empfehlen ist auch ein entspannendes Fußbad in einer kleinen Wanne mit der Farbe Orange. Verwende für das Fußbad 4 bis 5 Tropfen ätherisches Öl, gib als Emulgator ein Döschen Kaffeesahne dazu. Verwöhne deine Füße etwa 15 Minuten und atme dabei den Duft ein.*

7. **Chakra-Öl**
   Verwende das spezielle Chakra-Öl für das Sakral-Chakra.

○ *Gib einen Tropfen in jede Handfläche und verreibe sie miteinander.*
○ *Atme den Duft tief ein und verteile ihn anschließend in deiner Aura.*
○ *Öle deinen Unterbauch damit ein.*

Übe die Anwendung über einen längeren Zeitraum aus und zwar täglich, bevorzugt abends. Die Wirkung hält über Nacht an.

8. **Positive Affirmationen**
    - Es fällt mir leicht loszulassen und mich von Altem zu trennen.
    - Die Anpassung an den Fluss und die Rhythmen des Lebens fällt mir leicht und hilft mir, glücklich zu wachsen.
    - Bewusst und dankbar genieße ich alle sinnlichen Freuden.
    - Alle Bedürfnisse meines Körpers sind wichtig und richtig.

- Ich fühle mich geborgen und ruhe in mir.
- Ich habe großes Vertrauen.
- Alles, was ich wirklich brauche, kommt leicht und mühelos und zum richtigen Zeitpunkt zu mir.
- Alles, was ich wissen muss, kommt leicht und mühelos zu mir.
- Ich bin voller Zuversicht, Hoffnung und Optimismus.

○ *Wiederhole die Sätze mehrmals, am besten laut und in entspanntem Zustand, z.B. vor dem Einschlafen.*

○ *Spüre den Inhalt der Worte, spüre die Gefühle, die sie auslösen. Beschreibe damit kreative Karten und befestige sie an mehreren Orten, wo du sie täglich sehen kannst.*

9. Ernährung

- Wähle Nahrungsmittel mit der **Farbe Orange**, z.B. Apfelsine, Mandarine, Aprikose, Mango, Kürbis, Karotten.
- Du kannst eine schöne Schale damit füllen und dich an dem dekorativen Anblick erfreuen.

10. Heilpflanzen

Kräuter, Gewürze, Tees:

- Abführtee (bei Verstopfung)
- Frauenmantelkraut (bei Menstruationsbeschwerden)
- Blasen- und Nierentee (entzündungshemmend),
siehe auch S. 63 (Wurzel-Chakra)

11. Aurasoma

Alle Essenzen haben verschiedene Farben und Düfte. Es ist sehr angenehm damit zu arbeiten. In meiner Praxis verwende ich bereits seit Jahren für mich als Therapeutin den weißen Pomander, um mich zu schützen oder um mich nach einer Behandlung zu reinigen.

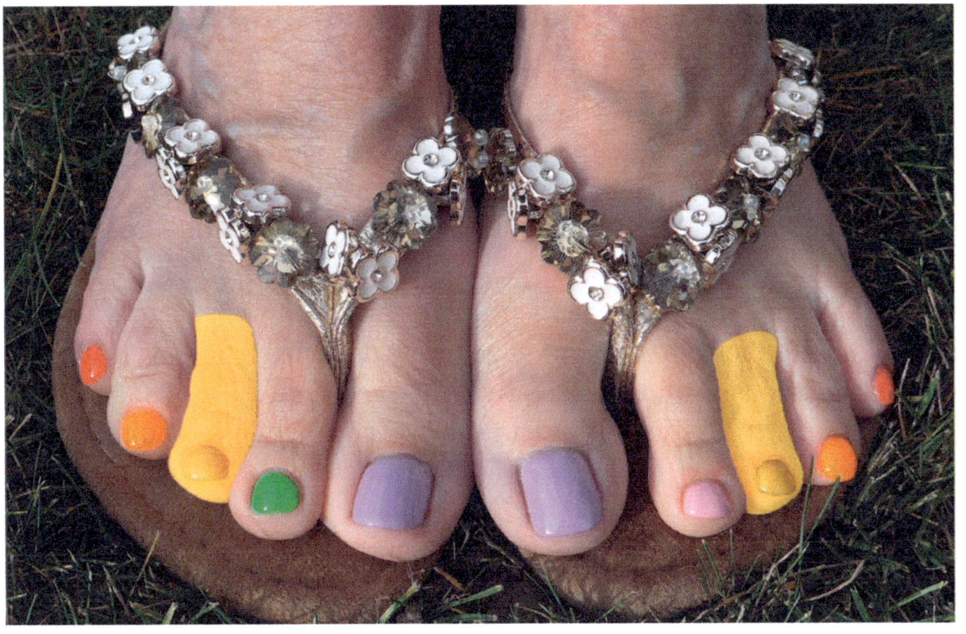

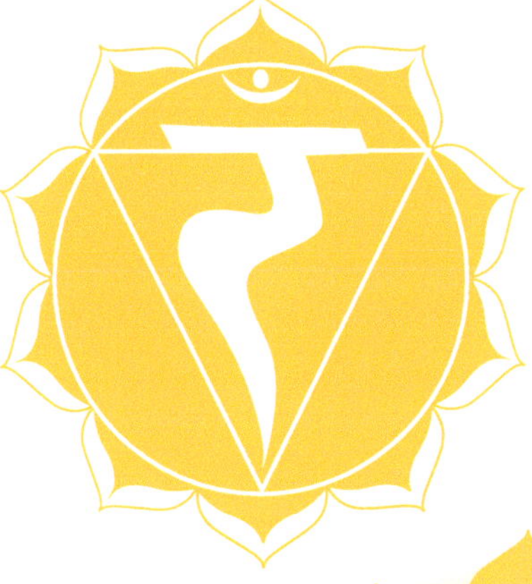

DIE DRITTE ZEHE

Der Solarplexus

(3. Chakra, Manipura = Leuchtendes Juwel)

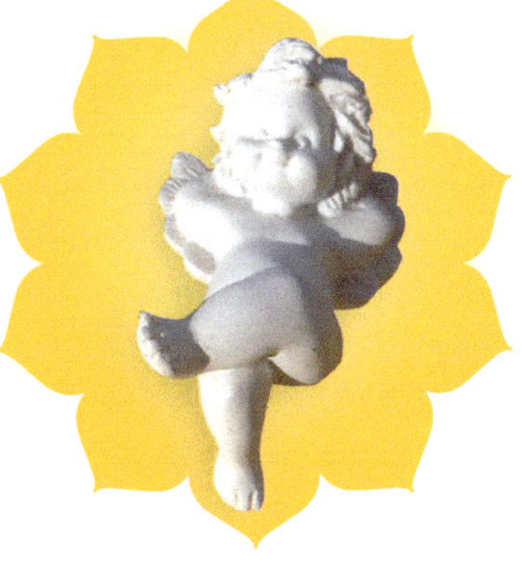

Aufgaben und Funktionen des Solarplexus

Der Solarplexus öffnet sich nach vorne. Er gibt uns viel Kraft, schenkt uns Licht und Wärme und macht uns aktiv. Wir nehmen die Sonnenenergie in uns auf. Dieses Chakra hilft uns bei der Durchsetzung der eigenen Persönlichkeit, das ist auch wichtig für die Wertschätzung des eigenen Ich.
Der Solarplexus ist verantwortlich für unsere Stimmungslage. Denn es handelt sich dabei um ein Nervengeflecht, das unseren Magen umgibt und somit Einfluss auf das vegetative Nervensystem hat. Ist das Chakra offen, fühlen wir uns wie mit Licht und Wärme erfüllt, freudig und innerlich erhellt.

Mit diesem Chakra nehmen wir auch direkt die Schwingungen anderer Menschen wahr.

Zusammenfassung

- Kraft, Macht, Anerkennung (Würde, Autorität)
- Selbstdefinition, Entfaltung der Persönlichkeit, Selbstverantwortung
- Stimmungslage: Licht, Wärme, wie fühlt man sich?
- Umgang und Austausch mit anderen Menschen
- Verarbeitung der Erlebnisse des Alltags

Element

Der Solarplexus wird dem Element *Feuer* zugeordnet. Feuer führt uns an die Schwelle zur Welt der Taten. Es stimuliert das Selbstbewusstsein, die Freude und die Dynamik. Dadurch wird es einfacher, in Kontakt mit der eigenen inneren Stärke zu kommen.

Harmonisches Feuerelement	
• Aktion	• Dynamik
• Stärke	• Bewegung
• Kraft	• Intensität
• Mut	• Tatkraft
• Durchsetzungsvermögen	• Freude
• Souveränität	

Zu viel Feuer	Zu wenig Feuer
• Unbeherrschtheit	• Schwäche
• Jähzorn	• Lethargie
• Egoismus	• Erschöpfung
• Machthunger	• Durchsetzungsschwäche
• Destruktivität	• Minderwertigkeitsgefühle
• Dominanz	
• Tyrannei	

Lage
Der Solarplexus befindet sich oberhalb des Nabels und reicht bis zum Mageneingang

Zugeordnete körperliche Bereiche
Oberer Teil der Lendenwirbelsäule, Magen, vor allem der querliegende Teil des Dickdarms, Leber, Gallenblase, Milz, Bauchspeicheldrüse (Pankreas) und das vegetative Nervensystem

Zugeordnete Drüse
Bauchspeicheldrüse (Pankreas): Insulin, Verdauungsenzyme

Blockierung des Solarplexus:

1. *Auf der seelisch-geistigen Ebene:*

   - Gefühl von innerer Überreizung
   - wenig eigene Kraft, geschwächtes Ich
   - keine helle, lichterfüllte, warme Stimmungslage;
     sondern z.B. Wut und Ärger, Zweifel, der oft aus mangelnder Durchsetzungsfähigkeit gegenüber Dritten herrührt
   - Depressionen (Psychopharmaka blockieren bzw. unterdrücken den Solarplexus)
   - die Person kann Gefühle oder Situationen schlecht verarbeiten

2. *Auf der körperlichen Ebene:*

   - Magenbeschwerden: z.B. Magendruck, Sodbrennen, flaues Gefühl im Magen, Magengeschwür
   - Schmerzen im Oberbauch
   - Verdauungsbeschwerden: Magen-Darm, aber auch Leberprobleme oder Gallensteine
   - Beschwerden mit dem oberen Teil der Lendenwirbelsäule
   - Diabetes
   - Dickdarm: z.B. Morbus Crohn, Divertikel (Verstopfung wird dem Sakral-Chakra zugeordnet)
   - Schizophrenie (Hyperstimulierung des Solarplexus)

Eigenschaften der drittten Zehe

Für alle Chakren gilt: Die Blockierungen können auf der seelisch-geistigen Ebene vorliegen oder sich über längere Zeit im körperlichen Bereich manifestieren.

1 Länge	□	lang	Großes Potential oder Anlage für viel Macht, starke Persönlichkeit, Gefahr schneller Überreiztheit
	□	mittellang	Nicht ausgeprägt
	□	kurz	Kleines Potential für die eigene Macht und Kraft zu leben
2 Dicke	□	dick	Viel Energie und Kraft in diesem Bereich
	□	mittel	Nicht ausgeprägt
	□	dünn	Wenig Kraft in diesem Bereich, sensibel
3 Form	■	**tailliert (Gelenke ausgeprägt)**	Die Energie fließt ungleichmäßig, die Person ist unausgeglichen
	□	gleichmäßig	Die Energie in diesem Bereich fließt gleichmäßig
	■	**bestimmte Form**	Die Energie fließt entsprechend der Form der Zehe
4 Zehenspitzenform	□	rund (harmonisch)	Die Energien werden freundlich und harmonisch abgegeben
	■	eckig	Die Energien fließen stärker, werden ›kantig‹ auf- bzw. abgegeben
	■	spachtel	Die Energien fließen anfallsweise sehr stark, entweder im vegetativen Bereich oder im Machtbereich (sieht man selten in der Schweiz)
	■	spitzig	Es wird ganz wenig Energie in diesem Bereich abgegeben bzw. aufgenommen

■ Hier sind die Energien blockiert

5 Richtung	☐	gerade	Die Energien in diesem Bereich fließen frei und offen, Selbstentfaltung ist gut möglich
	■	**Abweichung nach innen (varus)**	Die eigene Kraft wird zurückgehalten, wenig nach außen gezeigt oder gelebt, wird geschützt
	■	**Abweichung nach außen (valgus)**	Die Person ist sehr offen in diesem Bereich, z. B. Politiker, Manager, starkes Ich, extrovertiert, lebt die eigene Macht und Persönlichkeit nach außen, sehr offen im Austausch mit anderen, Gefahr: zu offen
	■	**gekrümmt – nach innen**	Die Energien sind blockiert, die Person wendet sich nach innen
	■	**gekrümmt – nach außen**	Die Energien sind blockiert, die Person wendet sich nach außen
	■	**gedreht – nach innen**	Nicht offen und frei, auf Umwegen, geschützt (sieht man selten)
	■	**gedreht – nach außen**	Anderen zugewandt, jedoch nicht offen (noch nie gesehen)
6 Stellung	☐	schön gestreckt	Die Energien fließen frei und offen, die Person lebt diesen Bereich
	■	**Hammerzehe**	Die Person ist sehr verkrampft, hält eigenes Ich zurück
	■	**Krallenzehe**	Dito, aber in noch stärkerem Ausmaß, flieht vor der Realität
7 Bodenkontakt	☐	auf dem Boden	Die Person ist realistisch, lebt diesen Bereich
	■	**Träumerzehe**	Die Person flüchtet, lebt die eigene Macht und Persönlichkeit nicht in der Realität
8 Farbe	☐	schön rosa	Gute Durchblutung, Energien fließen gut und frei
	■	**rötlich**	Die Person ist gestresst im vegetativen Nervensystem
	■	**blass bis milchig**	Zu wenig Energie vorhanden, geschwächtes Ich, allgemeine Schwäche
	■	**bläulich**	Gestaute Emotionen, viel Wut

9 Nagelbeschaffenheit		■	**Längsrillen**	Längsrillen weisen auf Störungen im Mineralhaushalt hin. Wichtig ist, auch den Säure-Basen-Haushalt zu kontrollieren
		■	**Querrillen**	Querrillen zeigen Stress-Situationen an. Die Höhe, auf der sich die Querrillen befinden, zeigt den Zeitpunkt an
		■	**brüchiger Nagel**	Zu schwacher Mineralhaushalt, Therapie empfehlenswert
		■	**Nagelverletzung**	Der Schutz der Person ist aktuell verletzt
		■	**Nagelpilz**	Der Schutz und die Kraft sich zu wehren in Bezug auf die eigene Persönlichkeit und die Stimmungslage ist zerstört, das Vorwärtsgehen ist blockiert
		□	großer Nagel	Großer Schutz, kann sich gut widersetzen im Solarplexus-Bereich
		■	**kleiner Nagel**	Kleiner Schutz, kann sich nur schlecht widersetzen im Solarplexus-Bereich
		■	**Nagel zu kurz geschnitten**	Lebt die Aggressionen nach innen statt nach außen
10 Druckstellen	**wo:**	■	**dorsal (auf der Zehe)**	Stress von außen in Bezug auf die eigene Persönlichkeit oder im vegetativen Nervensystem
		■	**zwischen den Zehen**	Die Person setzt sich selbst unter Druck
	wann:	■	**akut, gerötet**	Die Person ist aktuell gestresst
		■	**chronisch, braun oder Hornhaut**	Die Person war früher gestresst
10a Schälung		■		Momentane Veränderung in diesem Bereich; die alte Haut löst sich ab, es folgt eine neue
11 Hühneraugen		■	groß oder klein?	Tiefgehender Konflikt zum Thema des Solarplexus, z.B. Persönlichkeit oder Stimmungslage
12 Warzen		■	groß oder klein?	Kann oder darf diesen Bereich nicht annehmen, z.B. die eigene Macht und Kraft, liebt diesen Bereich nicht

■ Hier sind die Energien blockiert

Nr.	Bereich			Bedeutung
13	**Verletzungen**	■		Hat sich in diesem Bereich selbst verletzt
14	**Abstand zwischen Solarplexus und Herz-Chakra**	■		Die Person braucht Zeit, bis sie diesen Bereich weitergibt bzw. sich nach außen öffnet, ist überlegt, umsichtig, grenzt sich ab, hat evt. früher entsprechend negative Erfahrungen gemacht, braucht länger, bis die Energien des Solarplexus weiter in den Herzbereich fließen
16	**Zeitlicher Faktor** (gilt für alle Blockierungen)	■	seit wann / früher	Zu diesem Zeitpunkt fand auch ein Konflikt statt
		■	jetzt	Es gibt ein aktuelles Problem
		■	seit Geburt, angeboren	Das ist ein karmisches Thema

■ Hier sind die Energien blockiert

Die dritte Zehe

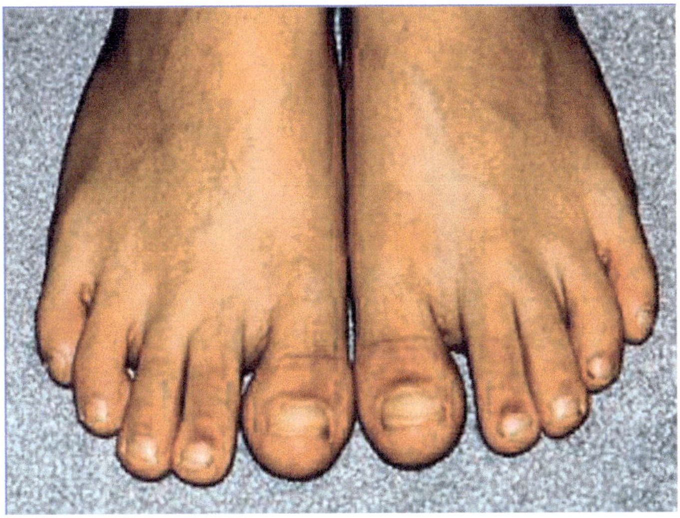

Knabe, 8 Jahre.

Die dritte Zehe ist lang und gestreckt und weist nach außen. Der rechte Fuß hat die griechische, der linke die ägyptische Zehenform. Starke Anlage für eigene Kraft und Macht vorhanden, zeigt sie auch nach außen.

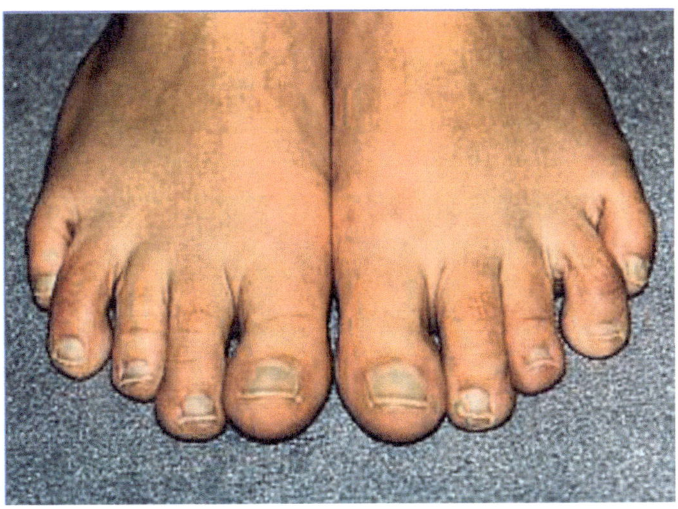

Frau, 46 Jahre.

Beim rechten Fuß ist die dritte Zehe zu kurz, dadurch entsteht eine Disharmonie. Die Person wusste nicht, was sie beruflich eigentlich wirklich wollte und konnte sich zwischen mehreren Möglichkeiten nicht entscheiden.

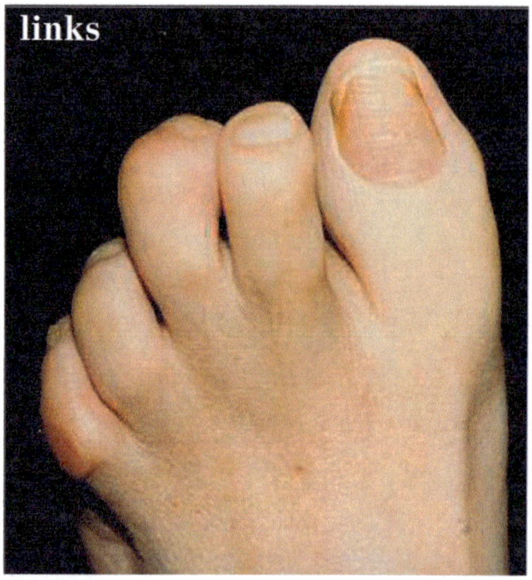

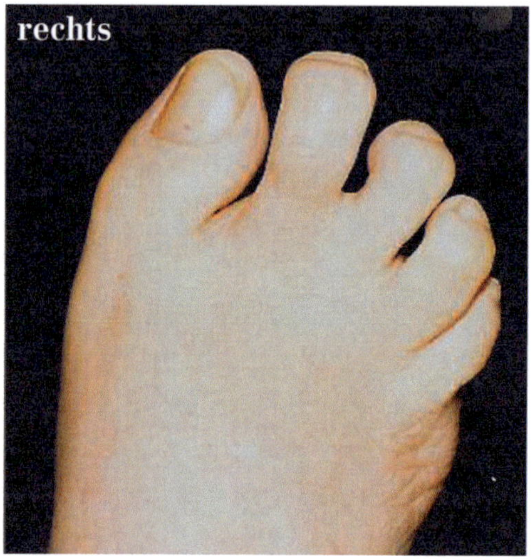

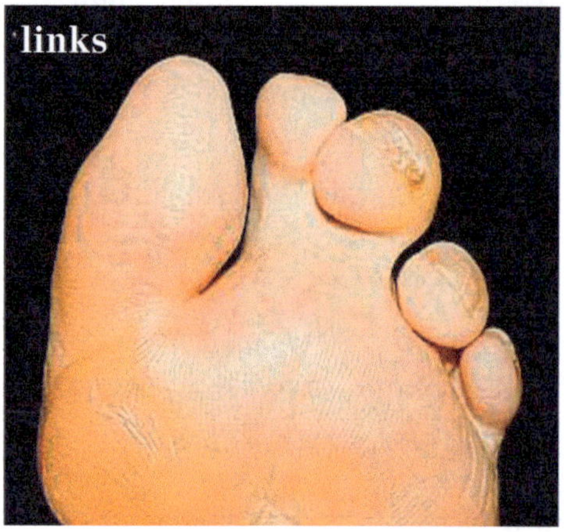

Frau, 38 Jahre.

Die dritte Zehe (sehr lang) ist mit der 2. Zehe zusammengewachsen (Krallenzehe).

Unten dieselbe Frau stehend.

Die Person ist geistig behindert. Körperlich geht es ihr recht gut. Man kann erkennen, dass sie Mühe hat, auf ihren Füßen zu stehen.

Die Kleinzehe ist – vor allem links – nicht auf dem Boden.

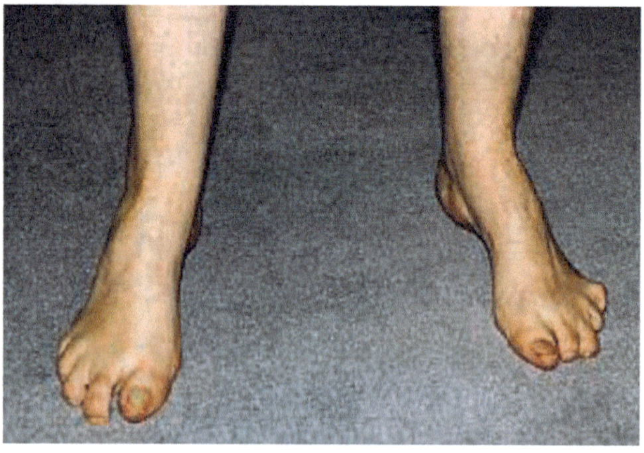

Harmonisierung des Solarplexus

(Therapeutische Möglichkeiten)

1. Naturerfahrungen

- Die Wärme und das goldene Licht der Sonne
- Betrachte eine Blume mit der Farbe Gelb: z.B. eine Sonnenblume
- Betrachte ein sonnenbeschienenes reifes Korn- oder Rapsfeld

2. Übungen

- Lenke dein Bewusstsein auf den Solarplexus. Berühre das Chakra mit den Händen und atme tief ein und aus.

3. Farbe

ein klares sonniges Gelb

Diese Farbe macht aktiv, sie schenkt Fröhlichkeit und heitere Gelöstheit. Sowohl die physische Verdauung wie die psychische Verarbeitung werden gefördert.

- Entspanne dich und visualisiere **die Farbe Gelb** – z.B. die Sonne, **gelbe Vorhänge** oder eine Zitrone. Atme dazu tief ein und aus und fülle dich ganz mit dieser Farbe und ihrer Energie.
- Trage **gelbe Kleidung**, vor allem über der Körpermitte, z.B. einen **gelben Pullover** oder **Schal**
- Richte ein Zimmer bevorzugt in der **Farbe Gelb** ein, streiche z.B. die **Wände gelb**.

4. Musik

- Zur Stärkung und Aktivierung des 3. Chakras sind feurige Rhythmen geeignet.
- Zur Beruhigung wähle eine Musik, die dich zu deiner Mitte führt (z.B. mit Wasser und Naturgeräuschen).

5. Edelsteintherapie

Edelsteine mit der **Farbe Gelb**

- gelber Calzit
- Citrin
- Tigerauge
- Bernstein
- Edeltopas
- Sonnenstein
- Pyritsonne

Wähle den Stein aus, der dich besonders anzieht. Halte den Stein in der Hand oder lege ihn auf das Chakra. Achte dabei auf die Form des Steins. Hat er die Form eines Ovals, sollte er in Richtung Energiefluss gelegt werden, d.h. den Stein nicht quer, sondern längs auflegen.

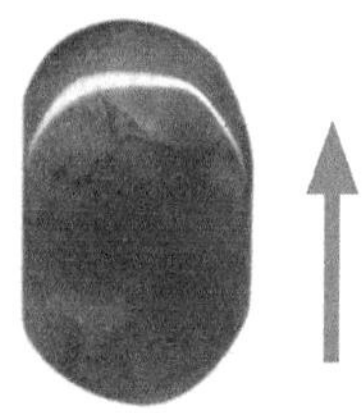

Achte bei der Übung vor allem darauf, dass du entspannt bist und tief und ruhig atmest, z.B. auch begleitet von leiser Musik und/oder Kerzenschein. Führe dieses Ritual ca. 15 Minuten aus.

Wichtig ist die Reinigung des Steins nach der Anwendung.
Siehe hierzu S. 37

Ein Chakra-Healing sollte nicht häufiger als zweimal pro Woche durchgeführt werden. Ein Zuviel (auch mit verschiedenen Steinen) kann sich negativ auswirken. Du fühlst dich beispielsweise müde oder es werden starke Gefühle ausgelöst. Also lieber weniger als zu viel!

6. **Aromatherapie**
   - Rosmarin stärkt (auch für das Wurzel-Chakra geeignet)
   - Lavendel wirkt beruhigend und hilft bei der Auflösung gestauter Emotionen
   - Bergamotte stärkt und schenkt Selbstvertrauen und Selbstsicherheit

○ *Für die Anwendung der Aromatherapie ist eine Duftlampe geeignet.*

○ *Sehr zu empfehlen ist auch ein entspannendes Fußbad in einer kleinen Wanne mit der Farbe Gelb. Verwende für das Fußbad 4 bis 5 Tropfen ätherisches Öl, gib als Emulgator ein Döschen Kaffesahne dazu. Verwöhne deine Füße ca. 15 Minuten und atme den Duft ein.*

7. **Chakra-Öl**

   Verwende das spezielle Chakra-Öl für den Solarplexus.

○ *Gib einen Tropfen in jede Handfläche und verreibe sie miteinander.*

○ *Atme den Duft tief ein und verteile ihn anschließend in deiner Aura.*

○ *Öle deinen Oberbauch damit ein.*

Übe die Anwendung über einen längeren Zeitraum aus und zwar täglich, bevorzugt abends. Die Wirkung hält über Nacht an.

8. **Positive Affirmationen**
   - Ich fühle mich stark, mächtig und aktiv.
   - Ich bin erfüllt von Licht und Wärme.
   - Ich bin ausgeglichen, fröhlich und konstruktiv.
   - Ich bin erfolgreich.

- Ich achte mich selbst.
- Ich bin wertvoll.

○ *Wiederhole die Sätze mehrmals, am besten laut und in entspanntem Zustand, z.B. vor dem Einschlafen.*

○ *Spüre den Inhalt der Worte, spüre die Gefühle, die sie auslösen. Beschreibe damit kreativ gestaltete Karten und befestige sie an mehreren Orten, wo du sie mehrmals täglich sehen kannst.*

9. Ernährung

- Wähle Nahrungsmittel mit der **Farbe Gelb**, z.B. gelbe Peperoni, Banane, Mais, Zitrone, goldgelbe Äpfel, Sternanis, Pampelmuse

10. Heilpflanzen

Kräuter, Gewürze, Tees:

- Gallen- und Lebertee
- Wurzel der Wegwarte für die Leber
- Magen-Darm-Verdauungstee
- Magentee (krampflösend, verdauungsfördernd)
- Kamillentee
- Fencheltee
- Fenchel-, Anis-, Kümmeltee für Kinder
- Löwenzahntee
- Für das vegetative Nervensystem:
  - Johanniskraut (Tee)
  - Beruhigungstee
  - Lavendeltee
  - Orangenblütentee

11. Aurasoma

Alle Essenzen haben verschiedene Farben und Düfte. Es ist sehr angenehm damit zu arbeiten. In meiner Praxis verwende ich bereits seit Jahren für mich als Therapeutin den weißen Pomander, um mich zu schützen oder um mich nach einer Behandlung zu reinigen.

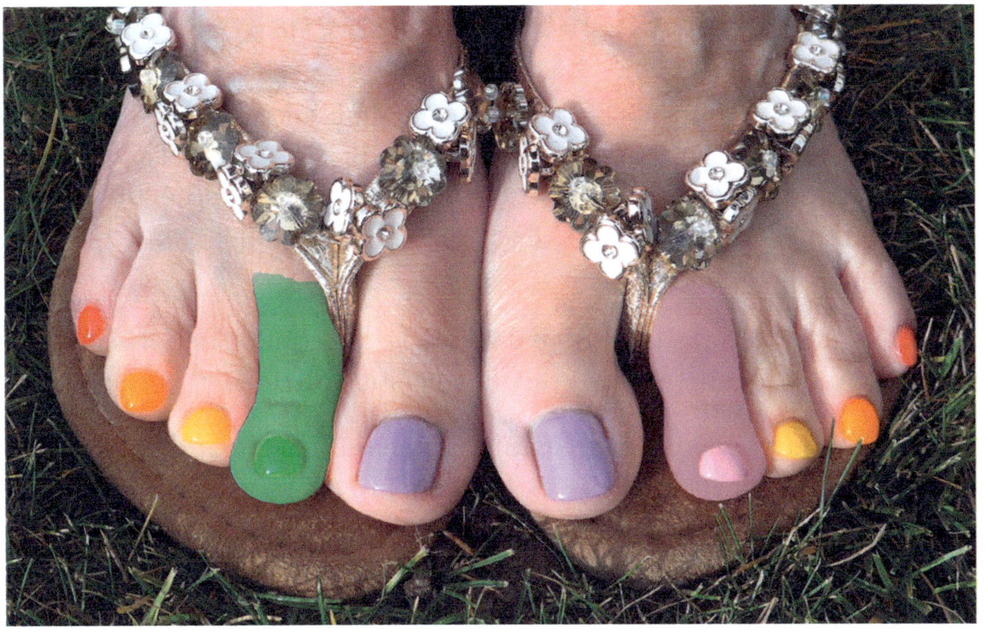

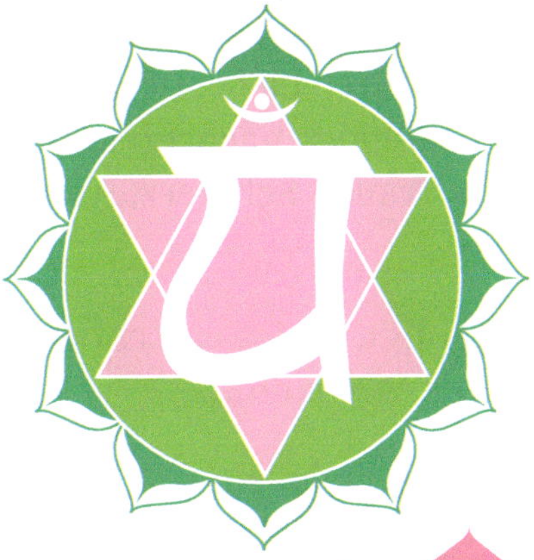

DIE ZWEITE ZEHE

Das Herz-Chakra

(4. Chakra, Anahata =
nicht angeschlagen,
sich erneuernd)

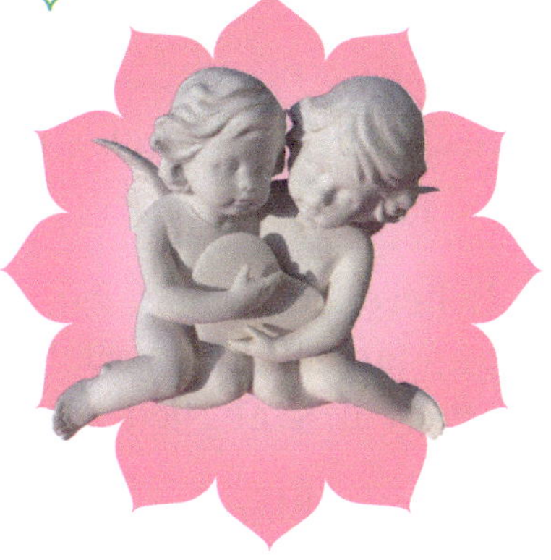

Aufgaben und Funktionen des Herz-Chakras

Das Herz-Chakra öffnet sich nach vorne und bildet den Mittelpunkt zwischen den unteren und oberen Chakren. Es sollte immer offen sein, wie auch das Kronen-Chakra. Bei einem Chakra-Healing beginne beim Herz-Chakra, damit dort die Energie gut fließt – oder beim Wurzel-Chakra.

Die drei unteren Chakren werden dem physisch-emotionalen Bereich zugeordnet, die drei oberen Chakren dem geistig-spirituellen Bereich.

Das Herz-Chakra wird dem Tastsinn und dem Element *Luft* zugeordnet. Dies deutet die Beweglichkeit des Herzens an, die Bewegung auf etwas zu, den Kontakt zum anderen und ebenso das ›Sich-berühren-lassen‹ bzw. berührt werden und mit den Dingen ›in Berührung sein‹.

Themen sind: sich einzufühlen, mitzuempfinden und mitzuschwingen.

Die Aufgabe des Herz-Chakras ist die Vereinigung durch Liebe. Das Herz-Chakra drückt die Sehnsucht nach innigstem Kontakt, nach Einssein, Harmonie und Liebe aus. Sie kann uns auch als Trauer, Schmerz, Angst vor Trennung oder Liebesverlust begegnen.

Ist das Herz-Chakra vollständig offen und gereinigt, so ist es Zentrum von wahrer, bedingungsloser Liebe, Toleranz und Verständnis.

In Verbindung mit den oberen Chakren wird diese Liebe zur göttlichen Liebe und führt zu der Erkenntnis der göttlichen Gegenwart in der ganzen Schöpfung.

Dies setzt ein vollständiges, liebevolles, verständnisvolles **Ja** zu uns voraus, zum Anderen und zum Leben.

Das 4. Chakra hilft uns zu einem liebevollen Annehmen, zur Heilung, zur Transformation. Jede Heilung kann nur mit Liebe erfolgen, mit einer liebevollen Zuwendung zum Organ oder zur Krankheit.

Mit dem Herz-Chakra können wir jedes Gefühl transformieren.

Zusammenfassung

- Harmoniebestreben, Liebe, Vereinigung
- Kontaktfähigkeit
- Berührung – berührt werden
- Mitgefühl und Hilfsbereitschaft
- Großzügigkeit
- Offen sein, vielseitig interessiert, Neugierde
- Selbstliebe

Lage
Es befindet sich in der Höhe des Herzens, in der Mitte der Brust

Zugeordnete körperliche Bereiche
Herz, Brustwirbelsäule mit Brustkorb (Rippen), Lunge und Bronchien, Atmung, Speiseröhre, Thymusdrüse, Brustdrüsen und Blutkreislauf

Zugeordnete Drüse
Thymusdrüse (stärkt das Immunsystem)

Blockierung des Herz-Chakras:

1. *Auf der seelisch-geistigen Ebene:*
   - die Person fühlt sich verletzt, baut eine ›Schutzmauer‹ auf
   - die Person fühlt sich gestresst
   - die Person steht unter Druck, ist unruhig, kein innerer Frieden
   - die Person kann nicht annehmen
   - die Person kann sich nicht öffnen für die Liebe
   - die Person ist nicht ausgeglichen, nicht in Harmonie; emotionale Blockaden (auch Ängste), Gefühlskälte
   - Erschwerte Abgrenzung durch übermäßiges Mitleiden
   - keine Selbstliebe (evt. Schuldgefühle)

2. *Auf der körperlichen Ebene:*
   - Druck oder Engegefühl oder Schmerzen im Herzbereich
   - zu hoher oder zu niedriger Blutdruck
   - Herzrhythmusstörungen, allgemeine Herzprobleme, Herzinsuffizienz, Kreislaufstörungen
   - alle Lungenprobleme (z.B. Embolie)
   - Asthma
   - chronische Bronchitis (z.B. durch Rauchen)
   - Brustkrebs oder andere Probleme mit der weiblichen Brust (Entzündungen, Zysten usw.)
   - Beschwerden mit der Brustwirbelsäule
   - Beschwerden mit den Rippen (z. B. Rippenverletzung)
   - Beschwerden mit der Speiseröhre (z. B. Entzündung oder Sodbrennen)

Eigenschaften der zweiten Zehe

Beachte auch die **Reflexzone des Herzens.** Sie befindet sich auf dem Ballen der Fußsohle (plantar).

Für alle Chakren gilt: Die Blockierungen können auf der seelisch-geistigen Ebene vorliegen oder sich über längere Zeit im körperlichen Bereich manifestieren.

1 Länge	☐	lang	Wenn die 2. Zehe die längste ist, so entspricht das der griechischen Zehenform. Das Anlagepotential ist sehr groß. Sehr kontaktfreudige, vielseitig interessierte Person, neugierig. Wenn nicht blockiert, so hat die Person ein großes, offenes Herz und kann gut mit Menschen zusammenarbeiten
	☐	mittellang	Nicht ausgeprägt
	☐	kurz	Kurzes kleines Anlagepotential. Die Person hat z.B. Mühe, eigene Bedürfnisse zu zeigen
2 Dicke	☐	dick	Es fließt viel Kraft und Energie, großzügige, herzliche Person
	☐	mittel	Nicht auffallend
	☐	dünn	Sensibel, es fließt wenig Energie in diesem Bereich
3 Form	■	**tailliert (Gelenke ausgeprägt)**	Die Energie fließt ungleichmäßig, mal viel – mal wenig, meistens auch dünne Zehe
	☐	gleichmäßig	Die Energien fließen gleichmäßig, harmonisch
	■	**bestimmte Form**	Die Energien fließen entsprechend der Form der Zehe
4 Zehenspitzenform	☐	rund (harmonisch)	Die Energien im Herzbereich werden sehr harmonisch abgegeben; freundliche, angenehme Person
	■	eckig	Häufig, die Energien werden stärker auf- und abgegeben, Energien werden auch unfreundlich, kantig abgegeben
	■	spachtel	Die Energien fließen anfallsweise sehr stark; im positiven Sinn: die Person ist sehr großzügig, hilfsbereit, herzlich. Oft kombiniert mit griechischer Zehenform
	■	spitzig	Sieht man selten, die Herzenergie fließt nur spärlich

5 Richtung	□	gerade	Die Person ist offen und frei im Herzbereich, wenn nicht blockiert z. B. durch eine Warze
	■	**Abweichung nach innen (varus) – ganze Zehe**	Die Person wendet sich zu sich, schützt sich, braucht Ruhe und Zeit für sich
		distales Glied	Zuerst gerade, offen, dann zu sich gewandt
	■	**Abweichung nach außen (valgus) – ganze Zehe**	Sehr offen, anderen zugewandt, mitfühlend, fürsorglich auch zu anderen
		distales Glied	Erst später offen, kann aber auch im zeitlichen Sinn bedeuten, dass diese Person schneller sein möchte, sich oft stresst und unter Druck setzt, sieht man häufig
	■	**gekrümmt – nach innen**	Sieht man selten, blockiert – nicht offen und frei
	■	**gekrümmt – nach außen**	Sieht man selten, blockiert – nicht offen und frei
	■	**gedreht – nach innen**	Sieht man selten, zu sich gewandt
	■	**gedreht – nach außen**	Blockiert – nicht offen und frei, zu anderen gewandt, auf Umwegen
6 Stellung	□	schön gestreckt	Der Herzbereich ist offen und frei
	■	**Hammerzehe**	Die Person ist in diesem Bereich sehr verkrampft, hält ihre Herzbedürfnisse zurück, ist schnell gestresst, ängstlich
	■	**Krallenzehe**	Dito. Noch ausgeprägter, lebt diesen Bereich in der Realität gar nicht mehr
7 Bodenkontakt	□	auf dem Boden	Realistisch, lebt diesen Bereich
	■	**Träumerzehe**	Sieht man oft, wenn die 2. Zehe durch die Großzehe verdrängt wird, dies bedeutet: Der Kopf verdrängt das Herz, der Herzbereich wird nicht gelebt, meistens nicht für sich, man flüchtet, nimmt sich selbst zurück

8 Farbe		□	schön rosa	Gute Durchblutung, Energien fließen gut und frei
		■	**rötlich**	Die Person ist im Herzbereich momentan gereizt, gestresst
		■	**blass bis milchig**	Es fließt fast keine Energie mehr im Herzbereich, sieht man selten
		■	**bläulich**	Gestaute Emotionen im Herzbereich. Wut, die man nicht lebt oder zeigt
9 Nagelbeschaffenheit		■	**Längsrillen**	Längsrillen weisen auf Störungen im Mineralhaushalt hin. Wichtig ist, auch den Säure-Basen-Haushalt zu kontrollieren
		■	**Querrillen**	Querrillen zeigen Stress-Situationen an. Die Höhe der Querrillen zeigt den Zeitpunkt an
		■	**brüchiger Nagel**	Zu schwacher Mineralhaushalt, Therapie empfehlenswert
		■	**Nagelverletzung**	Der Schutz ist momentan im Herzbereich verletzt
		■	**Nagelpilz**	Der Schutz und die Kraft sich zu widersetzen sind im Herzbereich zerstört, das freie Vorwärtsgehen ist gestört
		□	großer Nagel	Großer Schutz, viel Kraft sich zu widersetzen
		■	**kleiner Nagel**	Kleiner Schutz, nur wenig Kraft sich zu widersetzen
		■	**Nagel zu kurz geschnitten**	Aggressionen vom Herzbereich werden nicht nach außen gelebt
10 Druckstellen	**wo:**	■	**dorsal (auf der Zehe)**	Die Person ist von außen im Herzbereich gestresst, verletzt
		■	**zwischen den Zehen**	Die Person setzt sich im Herzbereich selbst unter Druck. Es kann auch sein, dass der Kopf auf das Herz drückt
	wann:	■	**akut, gerötet**	der Stress existiert aktuell
		■	**chronisch, braun oder Hornhaut**	Der Stress fand früher statt

10a	**Schälung**	■		Momentane Veränderung in diesem Bereich: die alte Haut löst sich ab, es folgt eine neue
11	**Hühneraugen**	■	groß oder klein?	Die Person hat im Herzbereich einen tiefliegenden Konflikt. Die Bedeutung ist je nach Größe verschieden stark
12	**Warzen**	■	groß oder klein?	Die Person liebt diesen Bereich nicht, Selbstliebe fehlt, kann die Liebe nicht annehmen
13	**Verletzungen**	■		Die Person hat sich selbst verletzt zum Thema Herzbereich, z. B. Ärger statt Liebe und Toleranz
14	**Abstand zwischen 2. Zehe und Großzehe, d. h. zum Hals-Chakra (sieht man häufig, besonders wenn die Großzehe gerade ist)**	■		Die Energie braucht länger, bis sie vom Herzbereich zum Hals-Chakra weiterfließt. Oft ist die Person zuerst nachdenklich, unsicher oder hat Zweifel. Braucht Hilfe oder ist wählerisch. Nur zu bestimmten Personen spontan offen, bis sie ihre Herzenergie durch das Hals-Chakra öffnet oder nach außen weiterlebt. Das kann auch positiv sein, z.B. die Person überlegt sich alles zuerst gründlich, bevor sie etwas anpackt. Indem die Person achtsam ist, macht sie weniger Fehler.
16	**Zeitlicher Faktor** (gilt für alle Blockierungen)	■	seit wann / früher	Zu diesem Zeitpunkt fand auch ein Konflikt statt
		■	jetzt	Es gibt ein aktuelles Problem
		■	seit Geburt, angeboren	das ist ein karmisches Thema

■ Hier sind die Energien blockiert

Eigenschaften des Ballens (CH) – Reflexzone des Herzens

Betrachte auch die Reflexzone des Herzens: auf dem Ballenbereich der Fußsohle (plantar)

16 Hornhaut	■	**Kleine – große Fläche? Wenig – viel dünne oder dicke Hornhaut?**	Der Herzbereich ist nicht offen, sondern belastet. Die Person verschließt sich und baut einen ›Panzer‹ auf. Hornhaut kann aber auch Schutz bedeuten, wenn die Person z. B. stark verletzt wurde. Deshalb ist es wichtig, bei der Pflege nicht zu viel Hornhaut zu entfernen. Dies ist sehr wichtig für die berufliche Fußpflege! (neben dem Wissen des Feet-Readings). Je stärker oder größer die Fläche der Hornhaut ist, umso stärker ist die Bedeutung. Je weniger Hornhaut, desto offener ist das Herz und desto größer die Sensibiliät der Person. Bei einer Partnerwahl suche einen Mann (eine Frau) mit offenem Herzen.
11 Hühnerauge (siehe vorherige Seite Herz-Chakra)	■	**klein oder groß?**	Die Person hat im Herzbereich einen tiefliegenden Konflikt. Die Bedeutung ist je nach Größe verschieden stark.
12 Warze (siehe vorherige Seite Herz-Chakra)	■	**klein oder groß?**	Die Person liebt diesen Bereich nicht, Selbstliebe fehlt, kann Liebe nicht annehmen.

■ Hier sind die Energien blockiert

Die zweite Zehe

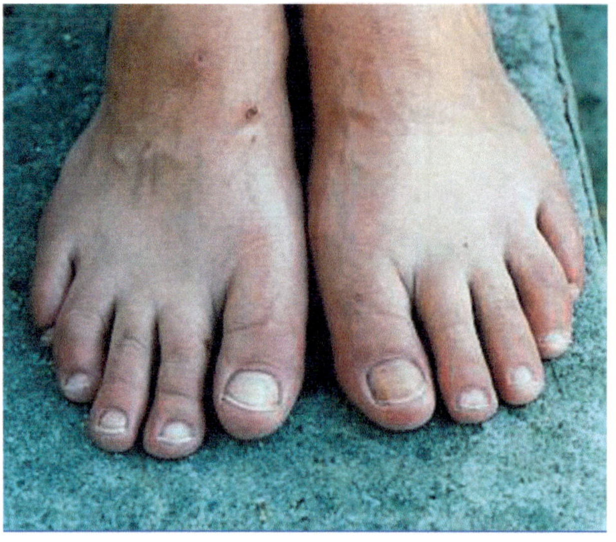

Frau, 55 Jahre.

Kindergärtnerin. Griechische Zehenform am rechten Fuß. Die 2. Zehe am rechten Fuß ist sehr lang. Die Person ist sehr kontaktfreudig, leidet häufig unter Migräne. Sie ist ständig zu spät dran. Das passt, denn die rechte Großzehe ist kürzer. Die Frau kann schlecht planen und organisieren.

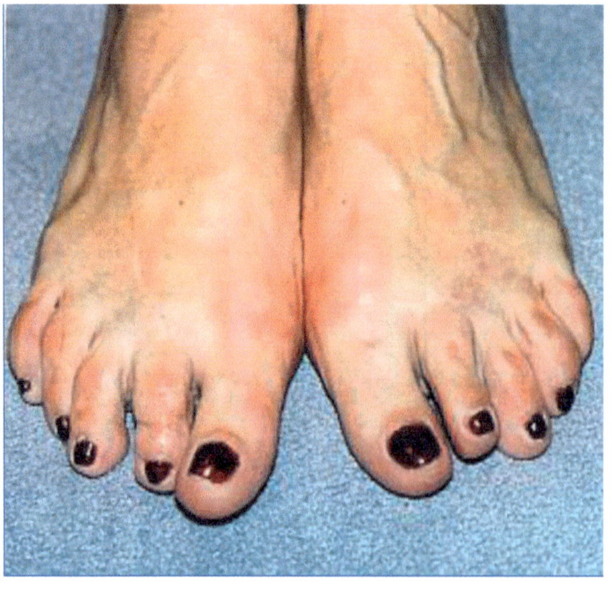

Frau, 59 Jahre.

Operierte Zehen – rechts ist die 2. Zehe eine Hammerzehe, links eine Träumerzehe. Bei operierten Zehen erfolgt die Deutung immer postoperativ. Jede Operation verändert das äußere Bild. Die Person muss sich innerlich aber nicht unbedingt verändert haben. Die Frau leidet an Brustkrebs.

Frau, 38 Jahre. Veränderung linker-rechter Fuß

Linker Fuß: *Die Herzzehe ist stark nach innen (varus) gerichtet, jedoch gestreckt. Dies bedeutet, dass die Frau früher verschlossener und mehr mit sich selbst beschäftigt war. Das bestätigte sie auch.*

Rechter Fuß: *Die Herzzehe ist gerade gerichtet und schön gestreckt. Heute ist die Frau offener nach außen. Sie hat sich somit sehr zum Positiven verändert. Die Träumerzehe ist sehr stark. Das bedeutet, die Frau hat große spirituelle Begabungen. Sie arbeitet auch als Reiki-Therapeutin. Sie besuchte auch Fußreflexzonenmassage- und Feet-Reading-Ausbildungen bei mir.*

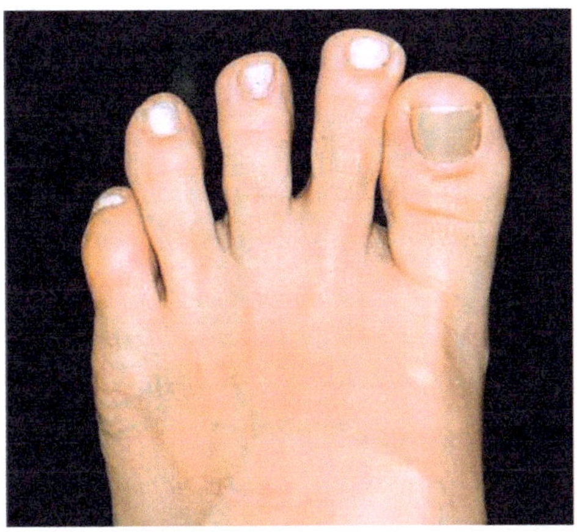

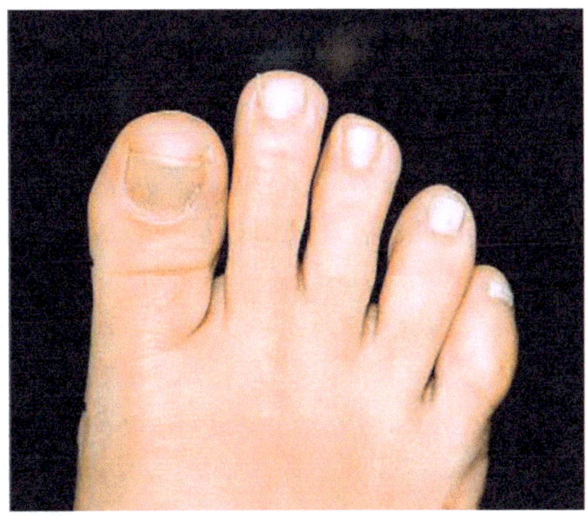

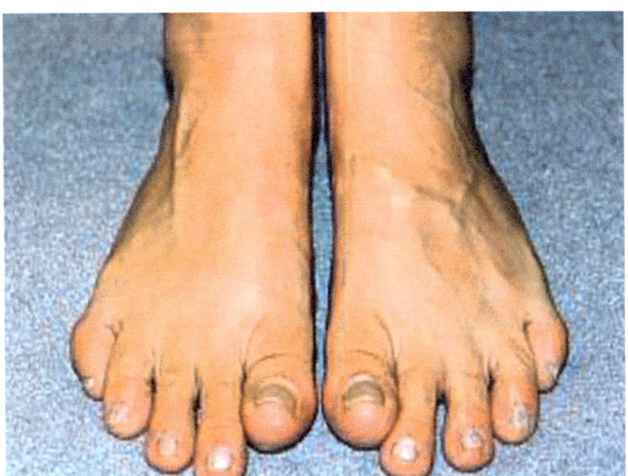

Für die Deutung ist vor allem das Bild im Stehen wichtig und ausschlaggebend, da die Frau ja nicht liegend durchs Leben geht. Dies gilt allgemein!

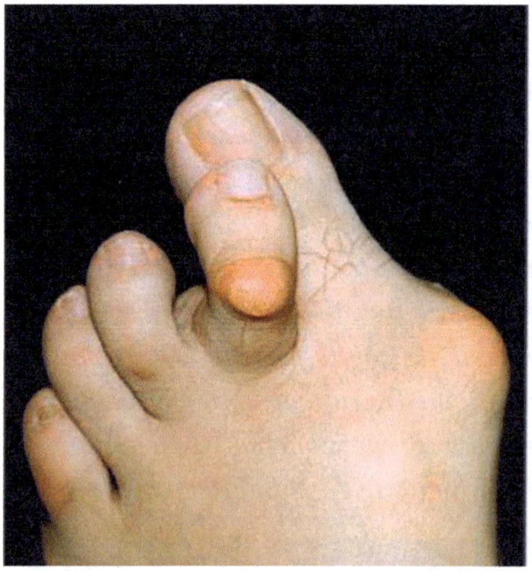 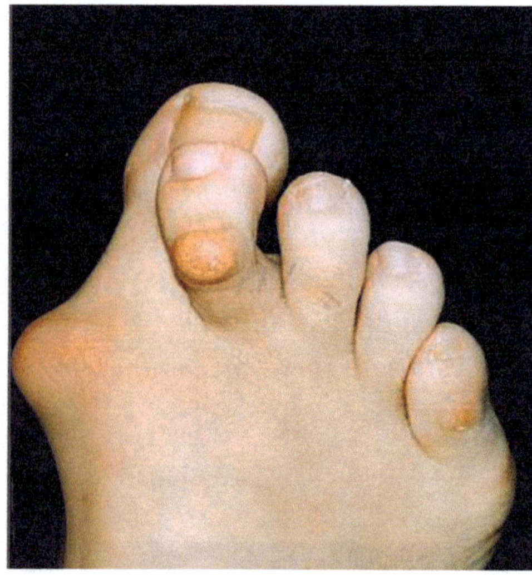

Frau, 59 Jahre.

Beidseits sehr starker Hallux valgus. Die Herzzehe steht in Varus-Richtung und berührt den Boden nicht mehr, sondern drückt auf den Kopf, d. h. der Kopf verdrängt das Herz.
Das bedeutet, dass die Person im Herzbereich so starke Verletzungen bzw. Stress erlebt hat – früher und jetzt – , dass sie ihren Herzbereich zurückgenommen hat und ihre eigenen Bedürfnisse nicht mehr lebt.
Es besteht eine starke Anpassungsfähigkeit. Die Frau ist sehr introvertiert.
Alle Zehen, außer der Großzehe, sind in Varus-Richtung.

Die Frau kam als Patientin zu mir, weil sie bei einem Autounfall ein Schleudertrauma erlitten hatte. Ihr Verhalten war höflich, zurückhaltend und angepasst. Es fiel ihr offensichtlich schwer, von sich und ihrem Unfall zu erzählen. Sie begann sofort zu weinen.

Die Frau hatte eigentlich Freude an ihrem Beruf. Doch vor einigen Jahren gab es großen Ärger in der Schule (das passt zu den Druckstellen). Vor einiger Zeit begann dann die 2. Zehe, sich über die Großzehe zu schieben. Dadurch wird die Willenskraft unterdrückt.
Nach dem Autounfall wurde der Frau gekündigt, da sie unter sehr starken Nackenschmerzen litt und ihre Tätigkeit nicht mehr ausüben konnte.

Harmonisierung des Herz-Chakras

(Therapeutische Möglichkeiten)

1. Naturerfahrungen

Da dem Herz-Chakra die Farbe **Rosa** oder **Grün** zugeordnet wird, ist die Natur sehr geeignet zur Harmonisierung.

- unternimm einen Spaziergang in der Natur, atme die Kraft, Energie und Ruhe ein
- lege oder setze dich auf eine **grüne Wiese**
- setze dich unter einen Baum und spüre seine Kraft
- mache einen Spaziergang im Wald
- betrachte eine Blume, eine Blüte in **rosa Farbtönen**. Geeignet ist z.B. eine **Rose**. Sie vermittelt die Botschaft von Liebe
- ein **rosa gefärbter** Himmel mit zarten Wolkengebilden erfreut das Herz ebenfalls

2. Übungen

- Lenke dein Bewusstsein auf das Herz-Chakra.
  Berühre es mit den Händen und atme tief ein und aus.
- Denke an etwas Schönes. Was liebst du? Was macht dich glücklich?
- Sei erfüllt von Dankbarkeit. Denke an etwas, wofür du dankbar bist.

Das Herz-Chakra wahrnehmen

Stell dir eine Rose oder eine andere schöne Blume vor. Sieh sie in deinem Herzen. Bitte darum, dass deine Herzenergie in diese Blume fließt. Nimm ruhig wahr, was passiert. Achte auf Farbänderungen, emotionale Qualitäten, Helligkeit usw. Was braucht diese Blume?

Wie geht es ihr? Bewege die Blütenblätter hin und her. Öffne und schließe sie. Fühle, wie offen oder geschlossen die Blume sein möchte und lasse das Gewünschte entstehen. Fühlst du dich wohl mit nur einer Blume oder können es auch mehrere sein?

Das Herz betreten

Stell dir dein Herz als einen Raum oder eine Wohnung vor. Betritt diesen Raum, wie sieht er aus? Wie hell ist es? Gibt es Fenster? Sind andere lebende Wesen da? Entscheide dich, wie hell der Raum sein darf. Sind andere Menschen erwünscht oder unerwünscht? Lass den Raum von göttlichem Licht durchfluten. Errichte oder finde einen Altar in deinem Herzen.

3. Farbe

Grün* oder *Rosa

Die Farbe **Grün** schenkt Harmonie und vermittelt ein Gefühl des Friedens und der Ruhe. Sie wirkt regenerierend auf Körper, Geist und Seele. Die sanften, zarten Schwingungen der Farbe **Rosa** lösen Verkrampfungen im Herzen. Sie wecken Gefühle der Liebe.

Zur Anwendung gibt es verschiedene Möglichkeiten:

- Entspanne dich und visualisiere die Farbe
  - **Grün**: z.B. eine grüne Wiese oder einen grünen Baum
  - **Rosa:** z.B. eine rosafarbene Rose, einen Rosenquarz oder ein rosa Glücksschwein
- Atme dazu tief und fülle dich ganz mit dieser Farbe oder Schwingung.
  - Trage **grüne** oder **rosa** Kleidung über dem Herzbereich d. h. auf dem Oberkörper, z.B. einen Pullover oder ein Tuch

- Kaufe eine wunderschöne rosafarbene Rose oder eine andere Blume in dieser Farbe, z.B. eine Lilie
- Richte ein Zimmer vor allem mit den Farben **Grün** oder **Rosa** ein, z.B. Möbel, Wände streichen. In meiner neuen Wohnung in einem Neubau habe ich zuerst alle Wände in einem zarten Rosa streichen lassen. Ich fühle mich sehr wohl damit, es wirkt warm.

4. Musik

- Jede Form von klassischer Musik, die erhebend auf dein Herz wirkt. Zur Beruhigung wähle eine meditative Musik oder Klänge aus der Natur.

5. Edelsteintherapie

Edelsteine mit den **Farben Grün oder Rosa**

- Rosenquarz (nimmt negative Schwingungen auf, z.B. von PC oder Fernsehgerät)
- Turmalin (rosa oder grün)
- Kunzit (rosa)
- Smaragd (grün)
- Jade (grün)
- Malachit (grün)
- Grüner Calzit
- Grüner Chrysoberill (wirkt beruhigend auf Beziehungen)
- Rhodochrosit (rosa)
- Moosachat (grün)
- Rhodonit (rosa)
- Aventurin (grün)
- Moldavit (grün)

Wähle den Stein aus, der dich besonders anzieht. Halte den Stein in der Hand oder lege ihn auf das Chakra. Achte dabei auf die Form des Steins. Hat er die Form eines Ovals, sollte er in Richtung Energiefluss gelegt werden, d. h. den Stein nicht quer, sondern längs auflegen.

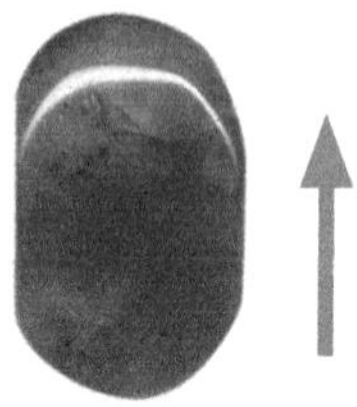

Achte bei der Übung vor allem darauf, dass du entspannt bist und dazu tief und ruhig atmest, z.B. auch begleitet von leiser Musik und/oder Kerzenschein. Führe dieses Ritual ca. 15 Minuten aus.

Wichtig ist die Reinigung des Steins nach der Anwendung.
Siehe hierzu S. 37

Ein Chakra-Healing sollte nicht häufiger als zweimal pro Woche durchgeführt werden. Ein Zuviel (auch mit verschiedenen Steinen) kann sich negativ auswirken. Du fühlst dich beispielsweise müde oder es werden starke Gefühle ausgelöst. Also lieber weniger als zu viel!

6. Aromatherapie

- Rosenöl
- Lavendel oder Melisse wirken beruhigend

○ *Für die Anwendung der Aromatherapie ist eine Duftlampe geeignet.*

○ *Sehr zu empfehlen ist auch ein entspannendes Fußbad in einer kleinen Wanne mit der Farbe Grün oder Rosa. Verwende für das Fußbad 4 bis 5 Tropfen ätherisches Öl, gib als Emulgator ein Döschen Kaffeesahne dazu. Verwöhne deine Füße ca. 15 Minuten und atme den Duft ein.*

7. Chakra-Öl

Verwende das spezielle Chakra-Öl für das Herz-Chakra.

- ○ *Gib einen Tropfen in jede Handfläche und verreibe sie miteinander.*
- ○ *Atme den Duft tief ein und verteile ihn anschließend in deiner Aura.*
- ○ *Reibe deinen Herz- und Brustbereich damit ein.*

Übe die Anwendung über einen längeren Zeitraum aus und zwar täglich, bevorzugt abends. Die Wirkung hält über Nacht an.

8. Positive Affirmationen

- Ich begegne den anderen mit bedingungsloser Liebe.
- Ich öffne mich für die Liebe.
- In mir ist Harmonie und Frieden.
- Ich bin erfüllt von Dankbarkeit.
- Ich liebe mich selbst, so wie ich bin.

- ○ *Wiederhole die Sätze mehrmals, am besten laut und in entspanntem Zustand, z.B. vor dem Einschlafen.*
- ○ *Spüre den Inhalt der Worte, spüre die Gefühle, die sie auslösen. Beschreibe damit kreativ gestaltete Karten und befestige sie an mehreren Orten, wo du sie mehrmals täglich sehen kannst.*

9. Ernährung

- wähle Nahrungsmittel mit der Farbe **grün** oder **rosa**
  - **grün:** z.B. Salat, grüne Peperoni, Broccoli, Gurken, Zucchini, Rosenkohl, Bohnen, Mangold, Paprika, Weintrauben, grüne Äpfel
  - **rosa:** z.B. Crevetten, Lachs, rosa Grapefruit, rosa Trauben

10. Heilpflanzen

Kräuter, Gewürze, Tees:

- Weissdorn, Mistel für das Herz
- Thymian-Tee bei Bronchitis (allgemein stärkend bei Erkältung)
- Brust-und Hustentee
- Lavendelblüten, Melissenblätter wirken beruhigend, als Tee anwendbar.

11. Aurasoma

Alle Essenzen haben verschiedene Farben und Düfte. Es ist sehr angenehm, damit zu arbeiten. In meiner Praxis verwende ich bereits seit Jahren für mich als Therapeutin den weißen Pomander, um mich zu schützen oder um mich nach einer Behandlung zu reinigen.

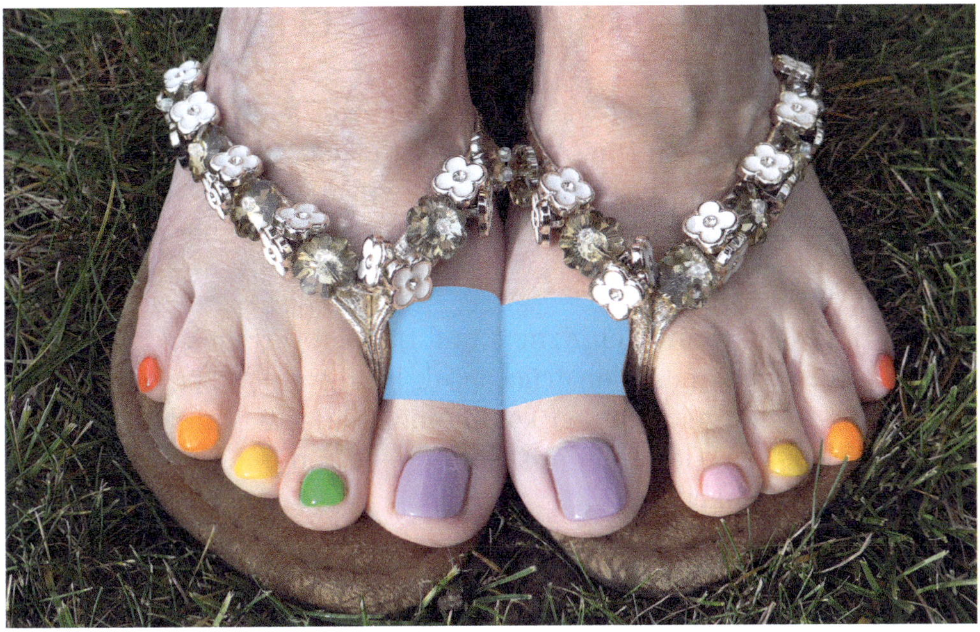

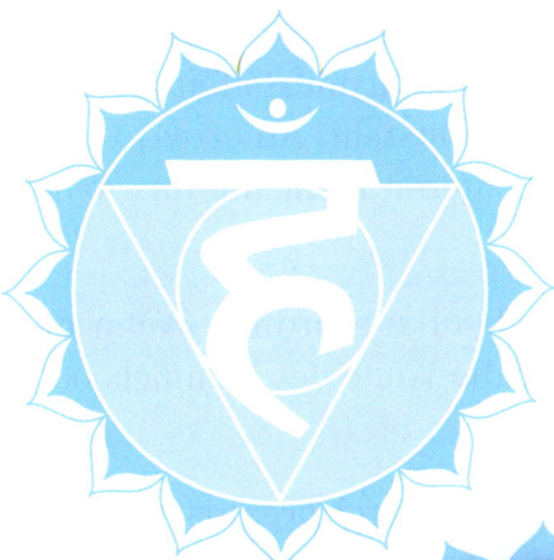

DIE GROSSZEHE

Das Hals-Chakra

(5. Chakra, Vishudda = bereinigen, klären)

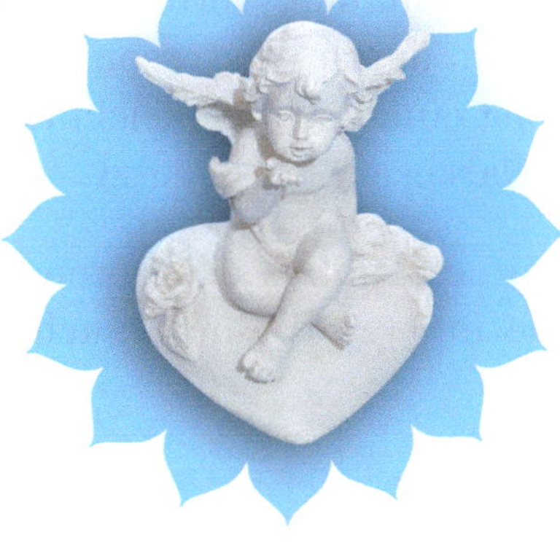

Aufgaben und Funktionen des Hals-Chakras

Das Hals-Chakra öffnet sich nach vorne (vgl. Abb. S. 20) und gibt uns die Energie für die menschliche Ausdrucksfähigkeit bzw. für die Kommunikation. Über das Hals-Chakra bringen wir alles zum Ausdruck, was in uns lebt, unsere Emotionen, Träume und Wünsche, aber auch unsere Ideen und Erkenntnisse und die Wahrnehmung unserer inneren Welt.

Da das Hals-Chakra mit den Armen und Händen verbunden ist, können wir uns mit den Händen ausdrücken, d. h. mit ihnen können wir unser inneres Leben nach außen kommunizieren, z.B. durch Schreiben, Malen, Musizieren, Gestalten mit Ton o. ä. oder durch andere kreative Ausdrucksmöglichkeiten.

Das Hals-Chakra stellt eine wichtige Verbindung der unteren mit den oberen Chakren her.

Dem Hals-Chakra wird das Element Äther zugeordnet. Der Äther gibt Raum für die vier aktiven Elemente. Er wird als Grundstoff angesehen, der durch Verdichtung der unteren Chakren entsteht. Äther wird auch als Raum *(Akasha)* definiert, in dem die dichteren Elemente ihre Wirksamkeit entfalten.

Dem Hals-Chakra wird die Farbe Himmelblau zugeordnet. Wenn das Hals-Chakra weit und offen ist, spüren wir die Weite des Himmels oder des Meeres.

Äther ist eine organische Verbindung, bei der zwei organische Reste durch eine Sauerstoffbrücke miteinander verbunden sind. Die Formel für Äther ist R-O-R. Äther ensteht durch Wasserspaltung aus zwei Molekülen Alkohol. Diäthyl-Äther ist eine flüchtige, leicht entzündliche Flüssigkeit und wurde früher als Narkosemittel benützt.

Dem Hals-Chakra wird die Sinnesfunktion des Hörens zugeordnet. Das bedeutet auch, auf die eigene innere Stimme zu achten, d. h. in sich hinein zu hören.

Zusammenfassung

- Kommunikation
- Ausdruck auch der unteren Chakren
- Kreativitätsausdruck durch die Hände
- sich weit machen, sich weit fühlen
- auf die eigene innere Stimme hören
- eine eigene Meinung haben
- die Sprache ist klar, voll und wohlklingend
- Unabhängigkeit (frei von der Meinung anderer)

Element
Das Hals-Chakra wird dem Element *Äther* zugeordnet.

Lage
Das Hals-Chakra befindet sich zwischen der Halsgrube und dem Kehlkopf.

Zugeordnete körperliche Bereiche
Hals, Nacken, Halswirbelsäule, Kieferbereich, Ohren (z. T. auch dem Stirn-Chakra zugeordnet), Stimme, Stimmbänder, Kehlkopf, Schilddrüse, Schultergelenke, Schultergürtel, Oberarm, Ellenbogen, Unterarm, Handgelenk, Hand und Finger

Zugeordnete Drüse
Schilddrüse: Wachstum, Stoffwechsel

Sinnesfunktion
Hören (auch auf die innere Stimme)

Blockierung des Hals-Chakras:

1. *Auf der seelisch-geistigen Ebene:*
   - Kommunikationsmangel, Schüchternheit, Angst, die eigenen Bedürfnisse und die persönliche Meinung zu formulieren
   - mangelnder Kreativitätsausdruck
   - Mühe auf die eigene Stimme zu hören, keine eigene Meinung haben
   - Blockade der Sprache

2. *Auf der körperlichen Ebene:*
   - Sprache, z.B. Stottern
   - alle Halsbeschwerden z.B. Heiserkeit, Kloß im Hals, Halsentzündung
   - Ohren, z.B. Tinnitus
   - Nackenprobleme (Steifigkeit), kann nicht loslassen, ist nicht flexibel z.B. gegenüber anderen Meinungen
   - Beschwerden mit der Halswirbelsäule, z.B. Schleudertrauma
   - Probleme mit dem Kiefer, z.B. Verletzung, Ausrenkung
   - Schlüsselbein (Clavicula), z.B. Verletzung
   - Schilddrüse: Unter- (Hypo-) oder Überfunktion (Hyperthyreose)

Eigenschaften der Großzehe – Hals-Chakra

(betrifft den unteren Teil der Großzehe, d. h. vom Grundgelenk bis zum mittleren Gelenk)

Für alle Chakren gilt: Die Blockierungen können auf der seelisch-geistigen Ebene vorliegen oder sich über längere Zeit im körperlichen Bereich manifestieren.

Merkmal		Ausprägung	Bedeutung
1 Länge	☐	lang	Potential, Anlage für Kommunikation sehr ausgeprägt = starke Fähigkeit sich mitzuteilen (siehe auch Dicke)
	☐	mittellang	Nicht auffallend
	☐	kurz	Kleines Potential
2 Dicke	☐	dick	Sehr viel Energie und Kraft. Die Person kann sich sehr gut mitteilen oder sollte dies tun, z. B. guter Redner
	☐	mittel	Nicht ausgeprägt
	☐	dünn	Es fließt wenig Energie, die Person ist zurückhaltend, nicht besonders mitteilsam
3 Form	☐	gleichmäßig	Die Energie fließt gleichmäßig
	■	**bestimmte Form z. B. Flaschenhals**	Die Energie fließt entsprechend der Form der Zehe, z.B. bei Flaschenhals (es entsteht eine Lücke zwischen Großzehe und 2. Zehe): die Person ist zuerst zurückhaltend, öffnet sich erst später. **Für Therapeuten wichtig:** Die Person muss sich erst wohlfühlen, bevor sie sich öffnet
5 Richtung	☐	gerade	Die Person ist offen, frei und direkt in dem, was sie sagt
	■	**Abweichung nach innen (varus)**	Habe ich noch nie gesehen, die Person wäre sehr introvertiert, mit sich selbst beschäftigt
	■	**Abweichung nach außen (valgus)**	Je nach Valgusgrad ist auch die Anpassungsfähigkeit; die Person hat Mühe, zur eigenen Meinung zu stehen oder über persönliche Dinge zu sprechen, nicht zielstrebig und direkt, es dauert lange, bis sie auf den Punkt kommt

		■	**gedreht – nach innen**	Erkennt man an der Drehung des Nagels, z.B. ein Hallux valgus = die Person passt sich anderen an, schützt sich jedoch = eine Kompensation, dreht sich zu sich, nicht offen und direkt
		■	**gedreht – nach außen**	Dreht sich zu den anderen, Schutz nach außen, ebenfalls kein offenes direktes Verhalten, hat Mühe mit der Kommunikation
6 Stellung		□	schön gestreckt	Frei, offen, direkt
		■	**Hammerzehe**	Die Person ist verkrampft in diesem Bereich, zurückhaltend (ich darf nicht), unsicher
		■	**Krallenzehe**	Bedeutung noch stärker, lebt diesen Bereich nicht mehr in der Realität
7 Bodenkontakt		□	auf dem Boden	Lebt diesen Bereich realistisch
		■	**Träumerzehe**	Sieht man meistens im distalen (= Zehenspitze) Bereich, selten bis nie im Halsbereich, die Person wäre sehr abgehoben, Flucht vor der Realität
8 Farbe		□	schön rosa	Gut durchblutet, Energien fließen gut
		■	**rötlich**	Die Person ist gereizt, Ärger, Stress in den Bereichen Kommunikation und Selbstausdruck
		■	**blass bis milchig**	Sieht man selten, die Person hätte nur wenig Energie in diesem Bereich
		■	**bläulich**	Gestaute Emotionen zum Thema Kommunikation, Wut
9 Druckstellen	**wo:**	■	**dorsal (auf der Zehe)**	Die Person fühlt sich gestresst von außen im Bereich Kommunikation, Selbstausdruck, hat das Gefühl, darf sich nicht selbst ausdrücken, steht unter Druck
		■	**zwischen den Zehen**	Die Person ist nicht gelassen, setzt sich selbst unter Druck
	wann:	■	**akut, gerötet**	Stress oder Druck sind aktuell gegeben
		■	**chronisch, braun oder Hornhaut**	Stress oder Druck fanden früher statt

■ Hier sind die Energien blockiert

Nr.	Bereich		Merkmal	Bedeutung
10	**Hühneraugen** (auch plantar)	■	groß oder klein?	Die Person hat einen tiefsitzenden Konflikt im Hals-Chakra-Bereich, findet keine Lösung
10a	**Schälung**	■		Momentane Veränderung in diesem Bereich; die alte Haut löst sich ab, es entsteht eine neue
11	**Warzen**	■	groß oder klein?	Die Person kann diesen Bereich nicht annehmen, mag es z. B. nicht sich mitzuteilen oder sich kreativ auszudrücken, da eventuell früher eine Verletzung stattfand oder das Umfeld sie diesbezüglich unterdrückt. Die Person müsste wieder gefördert, unterstützt werden, müsste lernen, sich wieder auszudrücken. Ist die Warze klein, ist auch die Bedeutung klein.
12	**Verletzungen**			Die Person hat sich in diesem Bereich selbst verletzt, da wäre eine Vergebung heilsam
13	**Zeitlicher Faktor** (gilt für alle Blockierungen)	■	seit wann / früher	Zu diesem Zeitpunkt fand ein Konflikt statt
		■	jetzt	Es gibt ein aktuelles Problem
		■	seit Geburt, angeboren	Das ist ein karmisches Thema

■ Hier sind die Energien blockiert

Die Großzehe – Hals-Chakra

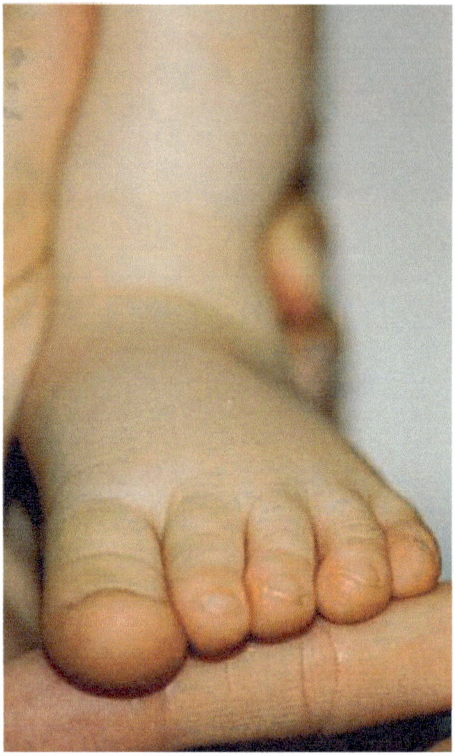

Knabe, 1 Jahr.
Bei Babys ist die Großzehe immer gerade und hat meistens die ägyptische Zehenform. Bedeutung: Sie haben einen starken Willen. Das Hals-Chakra ist breit und hat keinen Abstand.
Das bedeutet: Kleinkinder können nicht warten und schreien sofort., d. h. sie kommunizieren frei, offen und direkt.

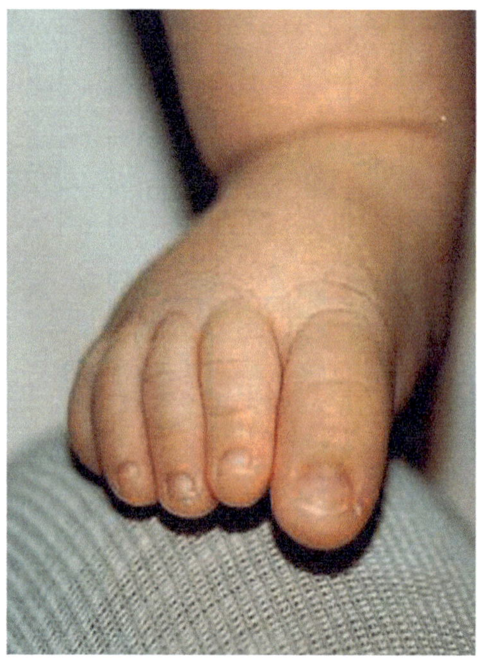

Baby, 3 Monate.
Da ein Baby kaum die Füßchen ruhig hält, sind die Zehen auf diesem Foto angezogen.

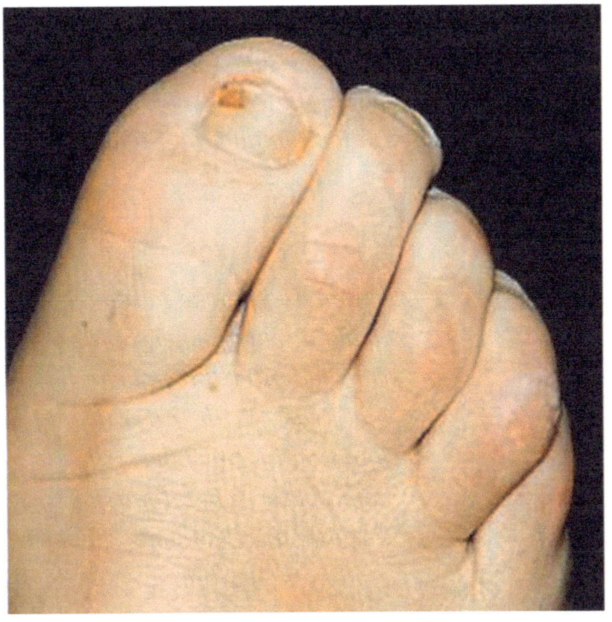

Frau, 63 Jahre.
Die Person redet sehr viel und hat eine laute Stimme. Mitunter ergießt sich ein schreiender Wortschwall über alles. Sehr dicke Zehen, Hallux valgus. Dies passt: Die Frau kümmert sich sehr um andere und hat z. B. für einen Mitmenschen den gesamten Umzug organisiert.

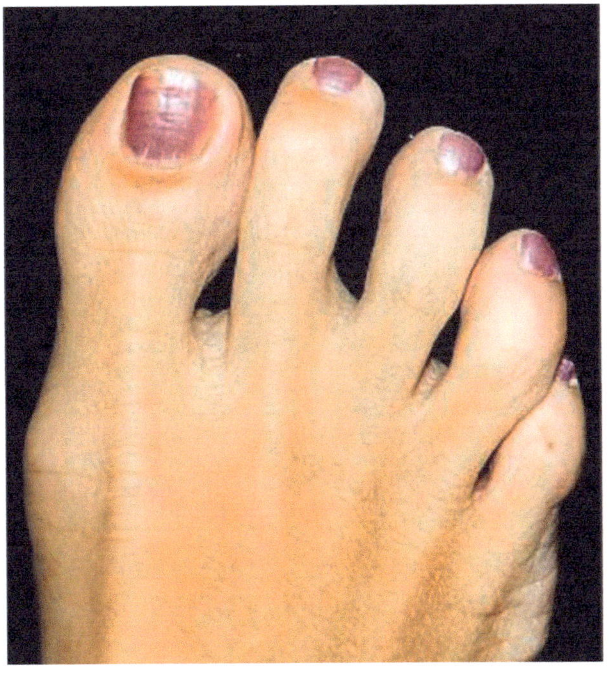

Frau, 35 Jahre.
Die Person ist sehr offen und herzlich (griechische Zehenform). Sie kann jedoch auch zurückhaltend sein (Flaschenhalsform). Die Frau hat Nacken- und Rückenprobleme. Der Nacken gehört zum Hals-Chakra. Zeitweise leidet die Frau auch unter Tinnitus und Schlaflosigkeit.

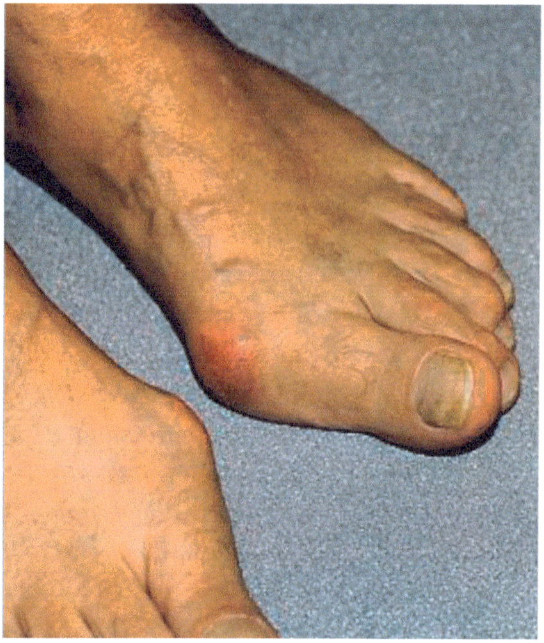

Frau, 64 Jahre.
Hallux valgus, gerötet, nach innen gedreht (aufgenommen im Stehen)

Unten die gleiche Person, liegend: elastischer Tonus. Das bedeutet: Diese Frau hat viel Kraft für ihr Alter (wenig hypoton im Darmbereich – sonst elastischer Tonus). Vor allem im Fersenbereich sind keine Falten.

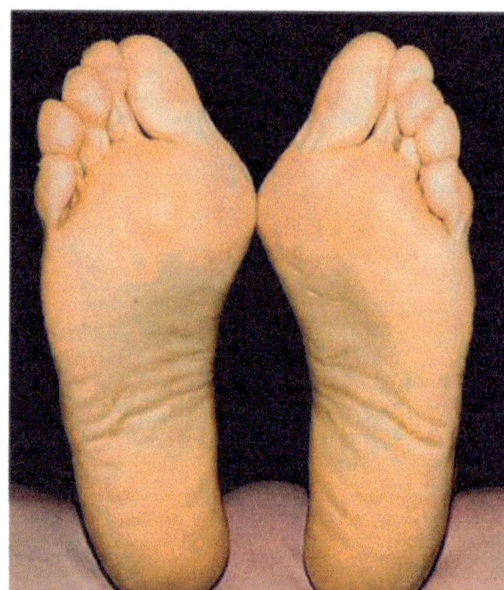

Die Person kam zu mir in die Praxis, weil sie sich für Fußübungen interessierte. Sie war sehr hübsch und elegant angezogen. Sie erzählte mir, sie habe als Friseurin gearbeitet und sei immer für andere da gewesen. Dies bestätigt den Hallux valgus. Sie hatte vor, für drei Monate nach Italien in ein Haus auf dem Land zu ziehen, um ihre Lebensgeschichte aufzuschreiben. Das zeigt, wie sich eine Person verändern kann. Ihr Hallux valgus ist beidseits sehr nach innen gedreht (das erkennt man vor allem am gedrehten Nagel). Dies kompensiert die Bedeutung der Anpassungsfähigkeit für den Hallux valgus und bedeutet, sie wendet sich sehr zu sich selbst hin.

Harmonisierung des Hals-Chakras

(Therapeutische Möglichkeiten)

1. Naturerfahrungen

Da dem Hals-Chakra **die Farbe Blau** zugeordnet wird, ist vor allem die Weite des Himmels oder die des Meeres geeignet.

- betrachte einen **wolkenlosen Himmel** und fülle dich ganz mit seiner Weite
- setze dich ans **Meer** oder an einen **großen See**

2. Übungen

- Lenke dein Bewusstsein auf das Hals-Chakra.
  Berühre es mit den Händen und atme tief hinein.

3. Farbe

Hellblau

Sie öffnet dich für die Weite.

- Entspanne dich und visualisiere entweder einen wolkenlosen, sonnigen, **blauen Himmel** oder stelle dich an einen Strand, betrachte die Weite des Meeres und höre dazu Musik mit Meeresrauschen.
- Bei Halsentzündungen: trage ein **hellblaues** Halstuch (niemals rot)
- Richte ein Zimmer in der Farbe **hellblau** ein oder streiche die Wände **hellblau**.

4. Musik

- belebend: obertonreiche Musik, ebensolcher Gesang
- harmonisierend: ruhige New Age-Musik, Meeresrauschen oder andere Wasserklänge

5. Edelsteintherapie

Edelsteine mit der **Farbe Hellblau:**

- Aquamarin (lichtblau wie das Meer)
- blauer Turmalin
- blauer Topas
- Chalcedon: beruhigt und wirkt ausgleichend
- Türkis

Eine Halskettte mit diesen Edelsteinen ist hier gut geeignet. Das erzeugt eine wunderbare Wirkung.

Wähle den Stein aus, der dich besonders anzieht. Halte den Stein in der Hand oder lege ihn auf das Chakra. Achte dabei auf die Form des Steins. Hat er die Form eines Ovals, sollte er in Richtung Energiefluss gelegt werden, d.h. den Stein nicht quer, sondern längs auflegen.

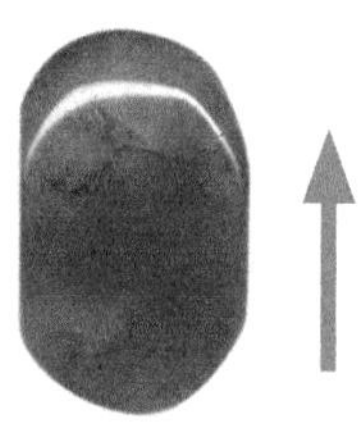

Achte bei der Übung vor allem darauf, dass du entspannt bist und dazu tief und ruhig atmest, z.B. auch begleitet von leiser Musik und/oder Kerzenschein. Führe dieses Ritual ca. 15 Minuten aus.

Wichtig ist die Reinigung des Steins nach der Anwendung.
Siehe hierzu S. 37

6. **Aromatherapie**

- Salbei (löst Verkrampfungen im Halsbereich und beruhigt)
- Eukalyptus: wirkt erfrischend, lösend

○ *Für die Anwendung der Aromatherapie ist eine Duftlampe geeignet.*

○ *Sehr zu empfehlen ist auch ein entspannendes Fußbad in einer kleinen Wanne mit der Farbe Hellblau. Verwende für das Fußbad 4 bis 5 Tropfen ätherisches Öl, gib als Emulgator ein Döschen Kaffeesahne dazu. Verwöhne deine Füße ca. 15 Minuten und atme den Duft ein.*

7. **Chakra-Öl**

Verwende das spezielle Chakra-Öl für das Hals-Chakra.

○ *Gib einen Tropfen in jede Handfläche und verreibe sie miteinander.*

○ *Atme den Duft tief ein und verteile ihn anschließend in deiner Aura.*

○ *Verteile das Öl über den Hals und den Nackenbereich.*

Übe die Anwendung über einen längeren Zeitraum aus und zwar täglich, bevorzugt abends. Die Wirkung hält über Nacht an.

8. **Positive Affirmationen**

- Ich drücke mich frei und klar aus.
- Es fällt mir leicht, mich auszudrücken und mit anderen zu kommunizieren.
- Ich höre auf meine eigene Stimme.
- Ich drücke mein Selbst durch meine Worte oder durch meine Kreativität aus.

○ *Wiederhole die Sätze mehrmals, am besten laut und in entspanntem Zustand, z.B. vor dem Einschlafen.*

○ *Spüre den Inhalt der Worte, spüre die Gefühle, die sie auslösen. Beschreibe damit kreativ gestaltete Karten und befestige sie an mehreren Orten, wo du sie mehrmals täglich sehen kannst.*

9. Ernährung

- wähle Nahrungsmittel mit der Farbe hellblau
  z.B. hellere Zwetschgen, Heidelbeeren, blaue Kartoffeln

10. Heilpflanzen

Kräuter, Gewürze, Tees:

- Thymian-Tee
- Salbei-Tee
- Huflattich
- Spitzwegerich
- Gurgeln mit Emser Salz
- Brust- und Hustentee
- Reizhustentee

11. Aurasoma

Alle Essenzen haben verschiedene Farben und Düfte. Es ist sehr angenehm, damit zu arbeiten. In meiner Praxis verwende ich bereits seit Jahren für mich als Therapeutin den weißen Pomander, um mich zu schützen oder um mich nach einer Behandlung zu reinigen.

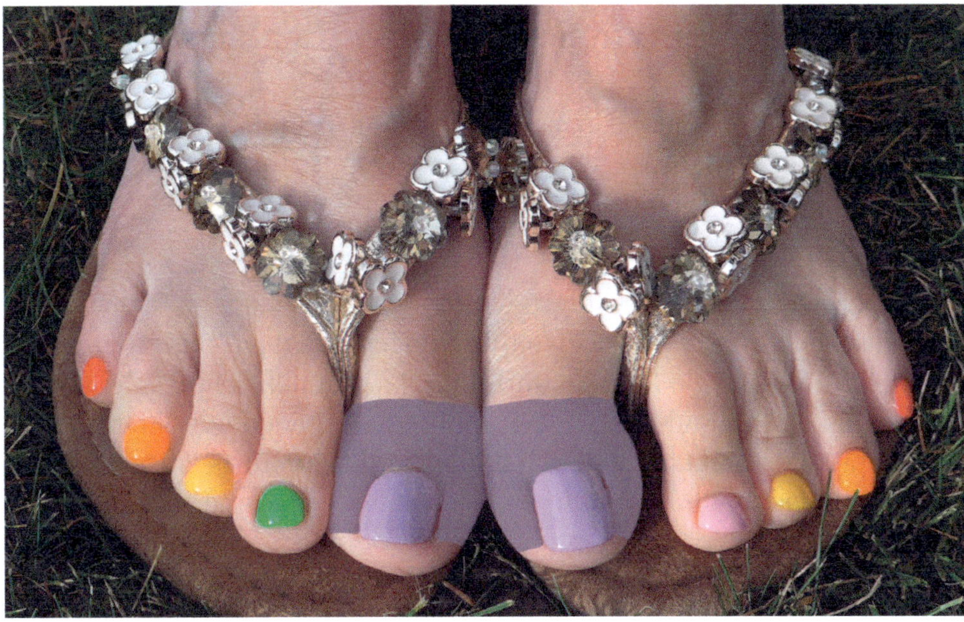

DIE GROSSZEHE

Das Stirn-Chakra

(6. Chakra, Ajna = wissen, wahrnehmen)

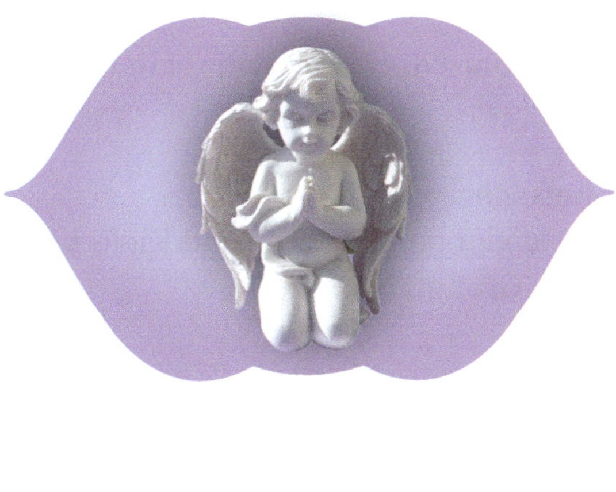

Aufgaben und Funktionen des Stirn-Chakras

Das Stirn-Chakra öffnet sich nach vorne (vgl. Abb. S. 20). Es gibt uns Kraft für die bewusste Wahrnehmung des Seins, für die Intuition und für ganzheitliche Erkenntnisse. Manche Glaubensrichtungen sind der Meinung, dass hinter dem 3. Auge unsere Seele wohnt.

Mit der zunehmenden Öffnung des Stirn-Chakras können sich unsere Vorstellungen (innere Bilder, Visualisierungen) erfüllen. Das Stirn-Chakra verleiht uns Energie über die Intuition. Es gibt hellsichtige Menschen, andere sind hellhörend und wieder andere hellfühlend oder hellwissend (Medialität). Der Geist ist gesammelt, klar und offen für mystische Wahrheiten. Wir erkennen: Das Äußere ist ein Spiegel des Inneren.

Zusammenfassung

- bewusste Wahrnehmung
- Intuition und Inspiration
- der Kopf ist frei und klar
- gesammeltes konzentriertes Denken
- ganzheitliche Erkenntnisse

Element
Das Stirn-Chakra wird dem Element *Äther* zugeordnet (vgl. Hals-Chakra).

Lage
Es befindet sich ein Fingerbreit über der Nasenwurzel in der Mitte der Stirn (3. Auge).

Zugeordnete körperliche Bereiche
Gesicht, Nase, Stirn, Augen, Nebenhöhlen (Stirn- und Kieferhöhlen), Kleinhirn, unterer Bereich des Großhirns

Zugeordnete Drüse
Hypophyse (Hirnanhangdrüse)
Diese oberste ›Instanz‹ reguliert alle anderen Drüsen und produziert die sogenannten Releasinghormone.

Blockierung des Stirn-Chakras:

1. *Auf der seelisch-geistigen Ebene:*
   - kein klares Denken
   - kein Zugang zur Intuition, nur Verstand und Intellekt werden gelebt
   - kein Vertrauen in die göttliche Führung
   - keine bewusste Wahrnehmung

2. *Auf der körperlichen Ebene:*
   - kein klarer, freier Kopf
   - Druck auf der Stirn, Kopfweh, Migräne
   - die beiden Hirnhälften arbeiten nicht zusammen
   - Probleme mit dem Gesicht, z.B. Hautallergie
   - Beschwerden mit der Nase, z.B. Polypen, gebrochenes Nasenbein, Erkältung
   - Beschwerden mit der Stirn, z.B. Druckgefühl
   - Augenbeschwerden, z.B. Entzündung, Allergie, Sehfehler
   - Nebenhöhlen, z.B. Entzündung akut und chronisch (Stirn- bzw. Kieferhöhle)
   - Kleinhirn, z.B. Tumor
   - unterer Bereich des Großhirns, z.B. Schlaganfall, Tumor

Eigenschaften der Großzehe

Dem Stirn-Chakra wird der Bereich vom mittleren Gelenk bis einschließlich Nagel zugeordnet.

Für alle Chakren gilt: Die Blockierungen können auf der seelisch-geistigen Ebene vorliegen oder sich über längere Zeit im körperlichen Bereich manifestieren.

Merkmal		Ausprägung	Bedeutung
1 Länge	□	lang	Gutes Potential für die Intuition
	□	mittellang	Nicht auffallend
	□	kurz	Eher kleines Potential, ist nicht ausgeprägt, müsste gefördert werden
2 Dicke	□	dick	Es fließt viel Energie in diesem Bereich; die Person ist begabt für intuitive Wahrnehmung
	□	mittel	Nicht auffallend
	□	dünn	Sensibel, es fließt wenig Energie in diesem Bereich, keine ausgeprägten Fähigkeiten
3 Form	□	gleichmäßig	Die Energien fließen gleichmäßig, harmonisch
	■	**bestimmte Form**	Die Energien fließen entsprechend der Form der Zehe, meistens gegen das Scheitel-Chakra hin schmäler werdend, d.h. die Person behält ein gewisses Reservoir und gibt nicht alle Energie ab
5 Richtung	□	gerade	Die Person ist offen und klar in diesem Bereich, Entfaltung möglich
	■	**Abweichung nach innen (varus) im distalen Glied**	Habe ich noch nie gesehen. Sehr zu sich gewandt, egoistisch, auch bestimmte Dominanz und Sturheit vorhanden. Tendenz, kopflastig zu sein
	■	**Abweichung nach außen (valgus)**	= Hallux valgus; sieht man sehr häufig. Person hat eine gewisse Flexibilität, wendet sich vor allem dem anderen zu (je nach Grad des Valgus-Winkels). Ist das Hals-Chakra blockiert, dann auch das Stirn-Chakra. Tendenz, eigene Intuition nicht wahrzunehmen, die Meinung anderer ist wichtiger
	■	**gedreht – nach innen + Hallux**	Dabei ist der Nagel nach innen gedreht, die Person wendet sich zu sich, aber in gedrehter Form, d.h. nicht offen, schützt sich nach innen (= Kompensation), zugleich große Anpassungsfähigkeit. Bedeutung: eher offen für Intuition.
	■	**gedreht – nach außen + Hallux**	Große Anpassungsfähigkeit, schützt sich nach außen, wenig offen für eigene Intuition

6 **Stellung**	□	schön gestreckt	Die Energien fließen frei und offen, gute Anlage, Selbstentfaltung
	■	**Hammerzehe**	Starke Blockierung, oft ist das Denken blockiert oder bleibt in alten Mustern hängen
	■	**Krallenzehe**	Sehr stark blockiert, wagt sich kaum, diesen Bereich zu öffnen und zu leben, keine Selbstentfaltung
7 **Bodenkontakt**	□	auf dem Boden	Die Person ist realistisch
	■	**Träumerzehe**	Die Person flüchtet vor der Realität. Habe dies oft gesehen bei medial begabten Menschen. Stärke, Fähigkeit für Spiritualität und Verbindung zu kosmischen Kräften, medial begabt, Person kann gut träumen (Tagträume)
8 **Farbe**	□	schön rosa	Gute Durchblutung, Energien fließen gut und frei
	■	**rötlich**	Die Person ist im Kopfbereich gereizt, zuviel Stress. Dadurch ist die Intuition blockiert.
	■	**blass bis milchig**	Habe ich noch nie gesehen, zu wenig Energie im Kopfbereich
	■	**bläulich**	Gestaute kopflastige Energien, Ärger, Wut. Dadurch ist die Intuition blockiert
9 **Nagelbeschaffenheit***	■	**Längsrillen**	Längsrillen weisen auf Störungen im Mineralhaushalt hin. Wichtig ist, den Säure-Basen-Haushalt zu kontrollieren
Bei diesem Chakra sehr wichtig!	■	**Querrillen**	Querrillen zeigen Stress-Situationen an. Die Höhe, auf der sie sich befinden, zeigt den Zeitpunkt an
	■	**brüchiger Nagel**	Zu schwacher Mineralhaushalt, Therapie empfehlenswert
	■	**Nagelverletzung**	Man verletzt den Kopfbereich selbst, möchte mit dem Kopf durch die Wand, die Intuition ist blockiert
	□	großer Nagel	Großer Schutz, das Chakra ist nicht blockiert. Die Person spürt, wie sie sich schützen und widersetzen kann
	■	**kleiner Nagel**	Kleiner Schutz
	■	**Nagel zu kurz geschnitten**	Die Person lebt Aggressionen nicht nach außen

	■	**eingewachsener Nagel** ***(Unguis incarnatus)***	Der Nagel ist eingeengt, hat zu wenig Platz, um sich frei zu entfalten. Bedeutung: Die Person darf nicht frei den eigenen Weg gehen. Häufig bei Kindern zu sehen, wenn die Eltern sie nicht loslassen. Damit verbundene Entzündungen und Schmerzen weisen je nach Grad auf die Stärke des aktuell verlaufenden Konflikts hin. Die Intuition ist blockiert und müsste gestärkt werden.
	■	**Nagelpilz (Nagelmykose)**	Sieht man leider sehr häufig, bei der Großzehe und bei älteren Menschen. Der Nagelpilz zerstört und zerfrisst den Nagel d.h. den Schutz und die Kraft, sich nach außen zu widersetzen. Je nach Ausmaß ist die Leichtigkeit des Vorwärtsgehens behindert. Es ist wichtig, das Immunsystem zu stärken. Die Intuition ist blockiert.
	■	**dorsal (auf der Zehe)**	Im Kopfbereich gestresst, unterdrückt, Stress zwischen Kopf und Intuition
	■	**akut, gerötet**	Konflikt ist aktuell vorhanden, Stress, die Intuition ist blockiert
10 Druckstellen	■	**chronisch, braun oder Hornhaut**	Konflikt fand früher statt
10a Schälung**	■		Momentane Veränderung in diesem Bereich: die alte Haut löst sich ab, es folgt eine neue
11 Hühnerauge**	■	groß oder klein?	Die Person hat in diesem Bereich einen tiefgehenden Konflikt zwischen Intellekt und Intuition
12 Warze**	■	groß oder klein?	Die Person kann diesen Bereich zu wenig annehmen, z.B. kann oder darf die Spiritualität nicht leben. Oft werden Kinder von ihren Eltern in ihrer Medialität leider nicht ernst genommen.
13 Verletzung**	■		Man verletzt diesen Bereich selbst, oft, wenn Person gestresst ist oder zu wenig achtsam. Dadurch ist die Intuition blockiert.
15 Zeitlicher Faktor (gilt für alle Blockierungen)	■	seit wann / früher	Zu diesem Zeitpunkt fand auch ein Konflikt statt
	■	jetzt	Es gibt ein aktuelles Problem
	■	seit Geburt, angeboren	Das ist ein karmisches Thema

* Beim Stirn-Chakra ist vor allem der Nagel auf der Großzehe wichtig. Hat der Nagel genügend Platz? Kann er sich schön entfalten? Ist er groß und stark in der Konsistenz? Dann ist der Energiekanal frei und offen für die Aufnahme und Abgabe der Energien und das Chakra kann harmonisch fließen. Die Beschaffenheit der Nägel ist vor allem für das Fachpersonal der Fußpflege (Podologen / Podologinnen) sehr wichtig!

** Auch plantar gelegen möglich

■ Hier sind die Energien blockiert

Die Großzehe – Stirn-Chakra

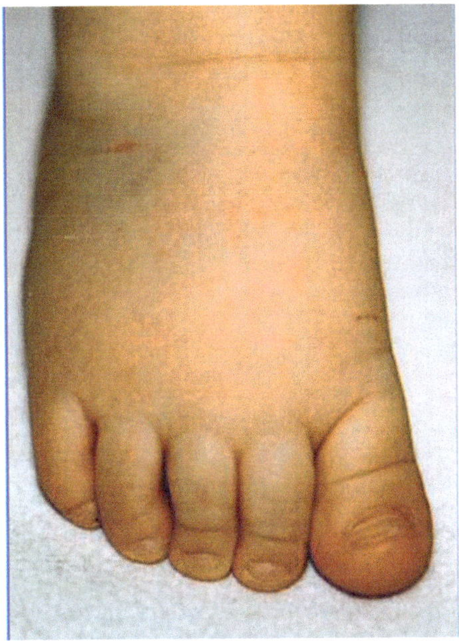

Knabe, 1 Jahr.
Der Stirnchakra-Bereich ist sehr breit. (Da der Knabe noch nicht richtig stehen kann, sind die Zehen auf dem Bild angespannt.) Das Kind ist noch sehr intuitiv. Durch die ausgeprägte Breite kann es diesen Bereich gut leben. Dies sollte von den Eltern noch lange gefördert werden.

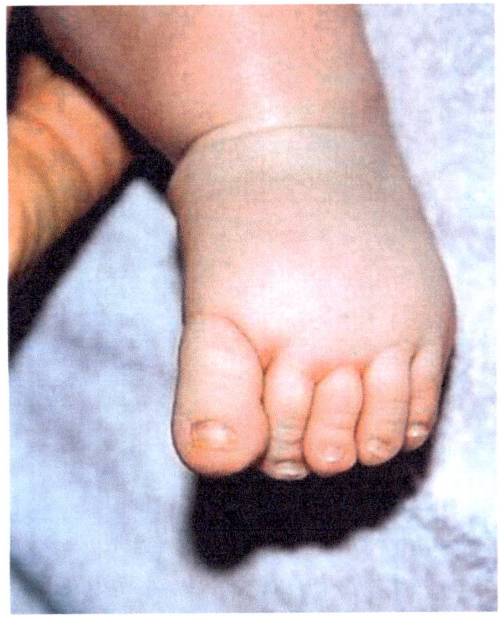

Mädchen, 6 Monate.
Die Großzehe ist auffallend dick, auch der Halschakra-Bereich. Die Herzzehe wird ein wenig ›erdrückt‹. Das bedeutet: Der Kopfwille wird stärker gelebt und das Herz kommt zu kurz. Laut der Mutter ist das Mädchen viel dominanter als der zwei Jahre ältere Bruder. Es ist interessant, wie man das bereits am Babyfüßchen erkennen kann. Wenn du Kinder hast, fotografiere halbjährlich ihre Füße. So kannst du ihre Entwicklung verfolgen.

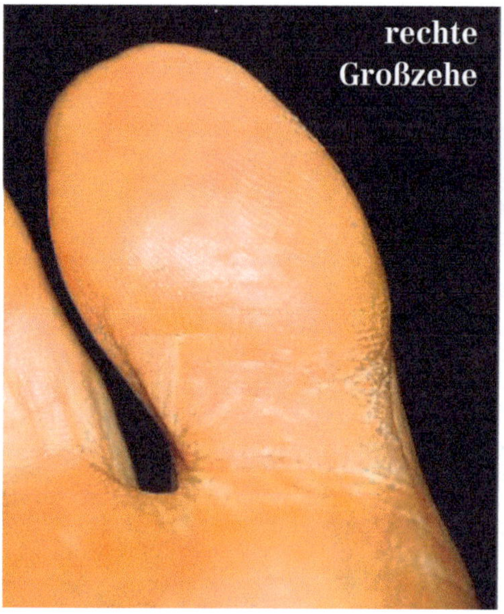

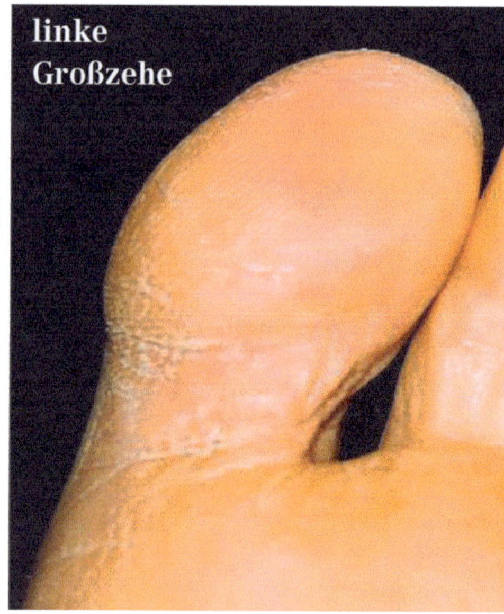

Frau, 53 Jahre.
Obwohl sie ihre Zehen jeden Abend gründlich eincremt, hat sie im Nacken- und Stirnbereich starke Hornhaut, auch mit Rissen. An der linken Großzehe zum Teil bis zum Scheitel-Chakra. Die Person leidet seit ungefähr sechs Jahren chronisch an Stirn- und Kieferhöhlenbeschwerden.

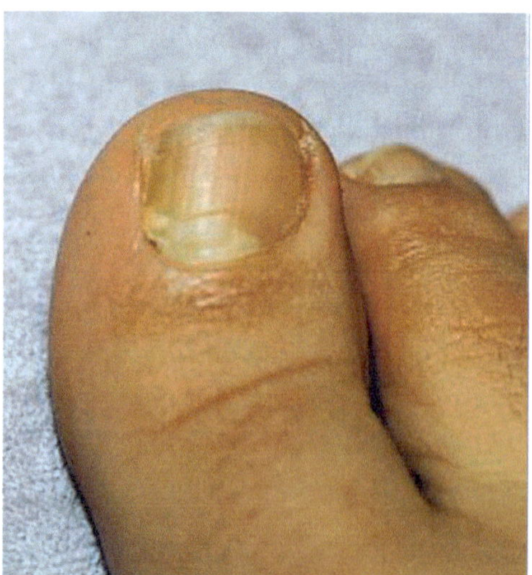

Frau, 35 Jahre.
Der Nagelpilz entwickelte sich ungefähr 14 Tage, bevor sie in meine Praxis kam. Die Person erzählte mir, sie habe bei der Arbeit viel Stress und großen Ärger gehabt. Der Pilz zerstörte den Schutz. Gleichzeitig hatte sie viel Anspannung im Kopf.

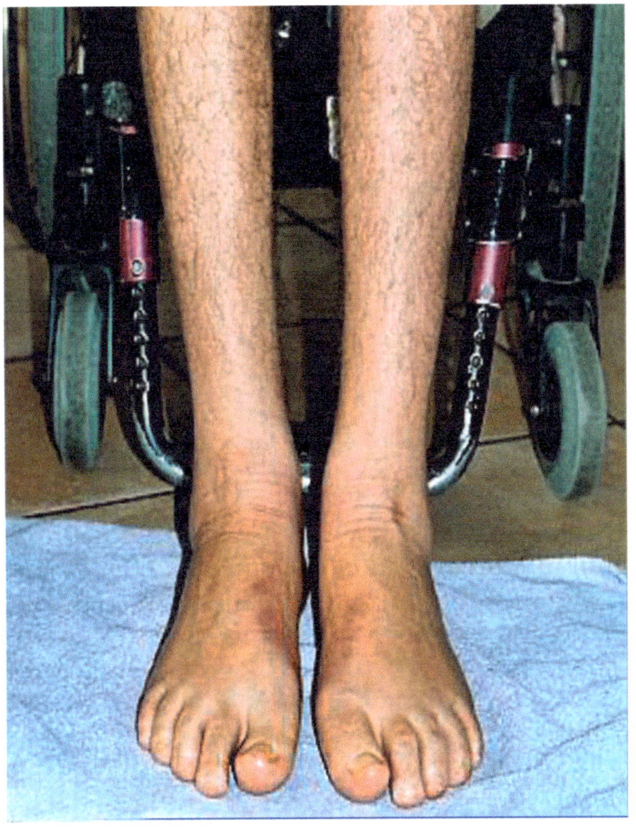

Mann, 43 Jahre.

Er hat an beiden Füßen Träumerzehen, rechts stärker ausgeprägt. Das erkennt man auch am Nagel, der leicht aufgerichtet ist. Er ist medial riechend begabt. Ich lernte ihn in einem Meditationsseminar kennen. Erstaunlicherweise hat dieser Mann sehr breite kräftige Füße (viel Erde), obwohl er seit einem Unfall im Rollstuhl sitzt. Er hat sehr viel Körperkraft und fährt Porsche.

Wenn man die Füße des Mannes für sich betrachtet, würde man die Lähmung nicht vermuten. Ich freute mich, als ich auf seinem Tisch die wunderbare Cosmerba Energetic-Crème entdeckte, die ich auch in meiner Praxis nach jeder Fußreflexzonenmassage verwende …

Er erzählte mir, er creme damit jeden Tag seine Füße ein. Super!

Harmonisierung des Stirn-Chakras

(Therapeutische Möglichkeiten)

1. Naturerfahrungen

- Betrachte einen tiefblauen, klaren, sternenübersäten Nachthimmel. Du spürst die unendliche Weite und Tiefe der Schöpfung, des Kosmos, der Mensch ist dann ganz klein.
- Verbinde dich mit den Energien des Kosmos und spüre die Kräfte der Himmelskörper.

2. Übungen

- Lenke dein Bewusstsein auf das Stirn-Chakra. Meistens berühre ich es bei den Patienten in meiner Praxis mit einem gewissen Abstand in ihrer Aura. Sie spüren dann ein angenehmes Kribbeln und eine wunderbare Wärme.

3. Farbe

ein **transparentes Indigoblau;** es kann auch ein **helles Lila** sein oder **Flieder.** Diese Farbe öffnet und klärt das Stirn-Chakra. Der Geist wird ruhiger und klarer.

- Entspanne dich und visualisiere ein **helles Lila** oder die *Farbe* **Flieder** – z.B. eine Blume oder einen Teppich. Atme dazu tief und fülle dich ganz mit dieser Farbe oder dieser Energie.
- Trage **lila-** oder **fliederfarbige** Accessoires, z.B. ein Stirnband
- Richte ein Zimmer mit der **Farbe Lila** oder **Flieder** ein, streiche die Wände in einer dieser Farben.
- Kaufe **lilafarbene** Blumen oder gestalte einen Blumenstrauß in dieser Farbe.

4. Musik

- Beruhigende, meditative Musik

5. Edelsteintherapie

- Indigoblauer Saphir
- Lapislazuli (tiefblau)
- Sodalith (dunkelblau)
- Azurit
- Dumortierit (ausgleichend, entspannend)
- Tansanit

Wähle den Stein aus, der dich besonders anzieht. Halte den Stein in der Hand oder lege ihn auf das Chakra. Achte dabei auf die Form des Steins. Hat er die Form eines Ovals, sollte er in Richtung Energiefluss gelegt werden, d.h. den Stein nicht quer, sondern längs auflegen.

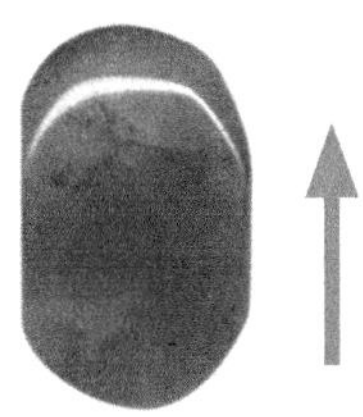

Achte bei der Übung vor allem darauf, dass du entspannt bist und tief und ruhig atmest, z.B. auch begleitet von leiser Musik und/oder Kerzenschein. Führe dieses Ritual ca. 15 Minuten aus

Wichtig ist die Reinigung des Steins nach der Anwendung.
Siehe hierzu S. 37

Ein Chakra-Healing sollte nicht häufiger als zweimal pro Woche durchgeführt werden. Ein Zuviel (auch mit verschiedenen Steinen) kann sich negativ auswirken. Du fühlst dich beispielsweise müde oder es werden starke Gefühle ausgelöst. Also lieber weniger als zu viel!

6. **Aromatherapie**
   - Minze: erfrischt, schenkt Klarheit
   - Jasmin: feiner blumiger Duft. Öffnet den Geist für Bilder und Visionen.

○ *Für die Anwendung der Aromatherapie ist eine Duftlampe geeignet.*
○ *Sehr zu empfehlen ist auch ein entspannendes Fußbad in einer kleinen Wanne mit der Farbe Flieder. Verwende für das Fußbad 4 bis 5 Tropfen ätherisches Öl, gib als Emulgator ein Döschen Kaffeesahne dazu. Verwöhne deine Füße ca. 15 Minuten und atme den Duft ein.*

7. **Chakra-Öl**

   Verwende das spezielle Chakra-Öl für das Stirn-Chakra.

○ *Gib einen Tropfen in jede Handfläche und verreibe sie miteinander.*
○ *Atme den Duft tief ein und verteile ihn anschließend in deiner Aura.*
○ *Verteile das Öl über die Stirn.*

Übe die Anwendung über einen längeren Zeitraum aus und zwar täglich, bevorzugt abends. Die Wirkung hält über Nacht an.

8. **Positive Affirmationen**
   - Mein Kopf ist klar und frei.
   - Ich nehme meine innere Stimme (Intuition) wahr und folge ihr.
   - Meine Gedanken sind ruhig und klar.
   - Ich fühle mich verbunden mit den kosmischen Kräften.
   - Ich habe das Recht und die Freiheit, meinen eigenen Weg zu gehen.

○ *Wiederhole die Sätze mehrmals, am besten laut und in entspanntem Zustand, z.B. vor dem Einschlafen.*

○ *Spüre den Inhalt der Worte, spüre die Gefühle, die sie auslösen. Beschreibe damit kreativ gestaltete Karten und befestige sie an mehreren Orten, wo du sie mehrmals täglich sehen kannst.*

9. Ernährung

- Wähle Nahrungsmittel mit der Farbe indigoblau,
  z.B. Zwetschgen, blaue Trauben, Kirschen in dieser Farbe

10. Heilpflanzen

Kräuter, Gewürze, Tees:

- Augentrost für die Augen (in meiner Praxis auch als Augenbrille erhältlich. Die Patienten lieben die beruhigende Wirkung.)
- Eisenkraut
- Pfefferminze für einen klaren, freien Kopf
- Kamille beruhigt bei Entzündungen

11. Aurasoma

Alle Essenzen haben verschiedene Farben und Düfte. Es ist sehr angenehm, damit zu arbeiten. In meiner Praxis verwende ich bereits seit Jahren für mich als Therapeutin den weißen Pomander, um mich zu schützen oder um mich nach einer Behandlung zu reinigen.

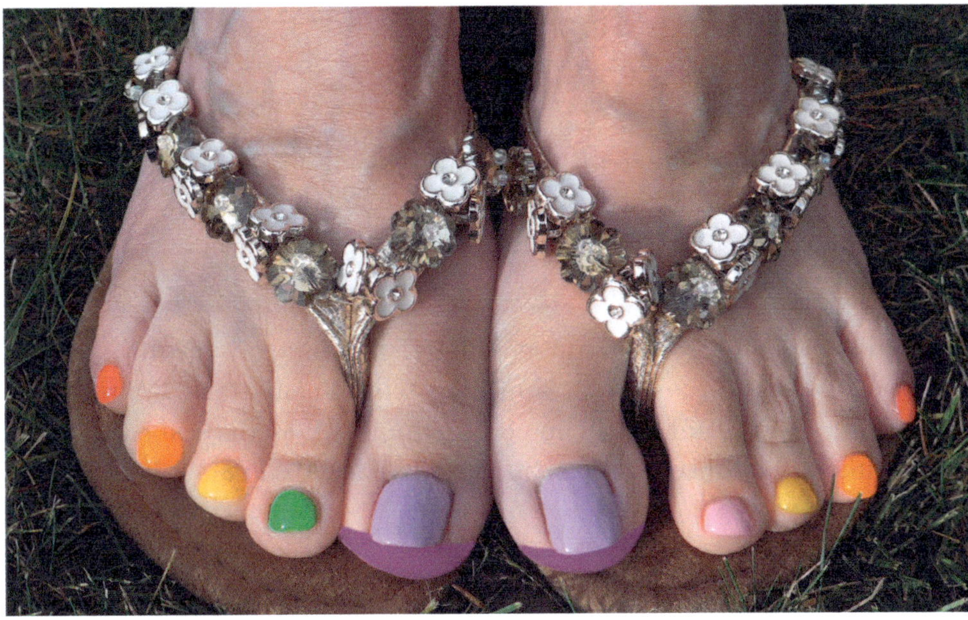

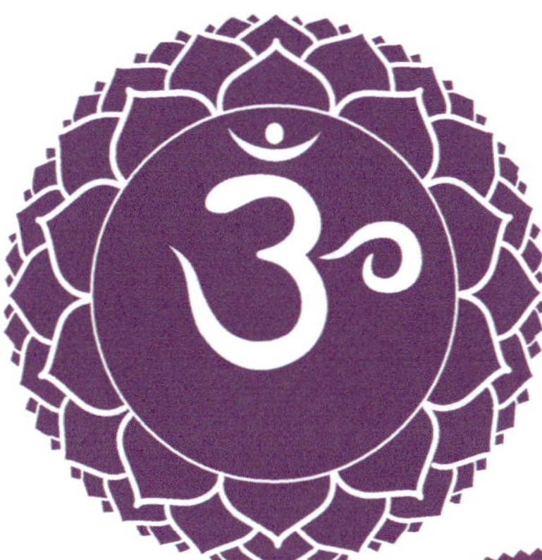

DIE GROSSZEHE

Das Kronen-Chakra

(7. Chakra, Sahasrana = tausendblättriger Lotus)

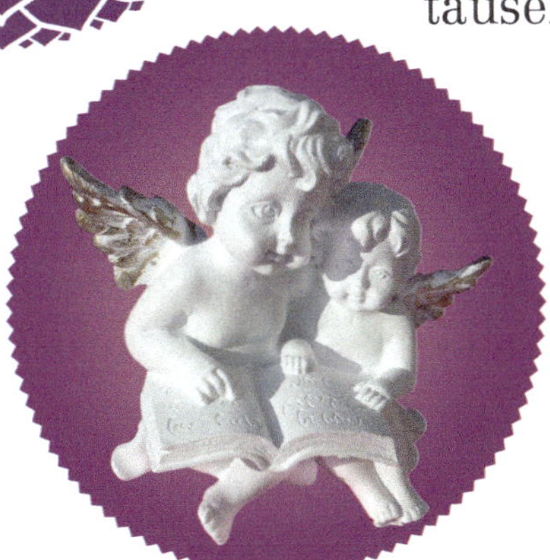

Aufgaben und Funktionen des Kronen- oder Scheitel-Chakras

Das Kronen- oder Scheitel-Chakra öffnet sich nach oben (vgl. Abb. auf S. 020) und ist der Sitz der höchsten Vollendung im Menschen. Es gibt uns die Kraft und die Energie, uns mit der kosmischen Energie zu verbinden.

Wenn das Scheitel-Chakra gut geöffnet ist, können wir uns mit der kosmischen Energie aufladen, auffüllen wie eine Batterie. Wir fühlen uns wie ein Kanal zum Göttlichen oder zum Licht. Medialität ist möglich – hellfühlend, hellhörend, hellsichtig, hellwissend wie auch beim Stirn-Chakra.

Das Scheitel-Chakra sollte immer offen sein.

Je mehr wir uns mit dem Öffnen des Scheitel-Chakras befassen, desto mehr fühlen wir uns eins mit dem Universellen. Wir ruhen im Hier und Jetzt und sind mit dem Universum verbunden sowie – je nach Fähigkeit – mit geistigen Führern oder Engeln. Wir haben das Urvertrauen, dass wir geführt werden – wir sind nicht allein. Wir müssen die Engel jedoch rufen. Sie helfen uns immer gerne.

Das Kronen-Chakra kann sich nur dann gut entfalten, wenn auch die Wurzeln (Erde) tief sind, vergleichbar mit einem Baum. Deswegen ist es wichtig darauf zu achten, dass die unteren Chakren gut entwickelt sind. Sonst kann es zur Gespaltenheit (Schizophrenie) kommen.

Auch bei der Meditation ist es sehr wichtig, dass wir gut geerdet sind. Für den Therapeuten heißt das: Beginne immer bei den Füßen.

Das Kronen-Chakra kann mehr oder weniger gut entwickelt sein. Es kann auch blockiert oder geschlossen sein, z.B. wirken Kopfweh oder Migräne wie ein Deckel auf dem Kopf.

Wenn sich das Kronen-Chakra zu öffen beginnt, wirst du immer häufiger Augenblicke erleben, in denen die Trennung zwischen deinem inneren Sein und dem äußeren Leben aufgehoben ist. Dein Bewusstsein ist vollkommen still und weit und in dieser Stille erlebst du dein eigentliches Wesen als das allgegenwärtige reine Sein, in dem alle Dinge existieren. Es erzeugt ein Gefühl tiefsten Friedens und größter Harmonie. Wir sind erfüllt von Licht. Negative Gedanken haben dann keinen Platz mehr. Erfahrbar ist dies meistens in der Stille oder während der Meditation.

Ich selbst praktiziere Meditation seit 1978 und war 1981 und 1983 für jeweils drei Monate in einem Ashram in Indien und Amerika bei Osho (Bhagwan).

In den letzten Jahren arbeite ich auch mit den Engeln. 2014 habe ich bei Doreen Virtue ein dreitägiges Engel-Seminar absolviert. Ich liebe es, mit den Füßen und den Engeln zu arbeiten, auch im Alltag.

Zusammenfassung

- Verbundenheit mit dem Universum (universelles Bewusstsein) oder mit der kosmischen Energie (= Schöpfungskraft)
- geistige Kraft
- Spiritualität, Medialität
- Führungs- und Intuitionsquelle
- Kanal zum Göttlichen oder zum Licht
- Vertrauen, dass wir geführt werden

Element
Das Kronen-Chakra wird dem Element *Äther* zugeordnet (vgl. Hals-Chakra).

Lage
Das Kronen-Chakra befindet sich am Schädeldach, dem höchsten Punkt, oben in der Mitte auf unserem Kopf. Es öffnet sich nach oben.

Zugeordneter körperlicher Bereich
Kopf (Großhirn), oberer Teil

Zugeordnete Drüse
Zirbeldrüse (Epiphyse) oder Corpus pineale

Blockierung des Kronen-Chakras:

1. *Auf der seelisch-geistigen Ebene:*
   - kein Zugang zur kosmischen oder Schöpfungskraft
   - die Person fühlt sich allein, einsam
   - kein Glaube
   - kein Vertrauen zur göttlichen Führung
   - Verwirrung
   - Angst vor dem Tod

2. *Auf der körperlichen Ebene:*
   - Kopfschmerzen, Migräne am Hinterhaupt (z. T. auch Hals- und Stirn-Chakra)
   - Nervenleiden (vom Kopf)
   - Multiple Sklerose (MS)
   - Geisteskrankheiten
   - Vergesslichkeit, Demenz
   - Alzheimer
   - Konzentrationsstörung (auch Stirn-Chakra)
   - Erkrankungen des Gehirns, z.B. Tumor

Kronen-Chakra – Eigenschaften der Großzehenkuppe

Für alle Chakren gilt: Die Blockierungen können auf der seelisch-geistigen Ebene vorliegen oder sich über längere Zeit im körperlichen Bereich manifestieren.

1	**Dicke**	☐	dick	Es kann sehr viel Energie auf- bzw. abgegeben werden, guter Zugang zur Schöpfungskraft
		☐	mittel	Nicht ausgeprägt
		■	**dünn**	Es fließt wenig Energie, Chakra muss entwickelt werden
2	**Zehenspitzenform**	☐	rund (harmonisch)	Sehe ich am häufigsten: die Energie wird harmonisch und freundlich abgegeben; zeigt auch, wie die Energien der ganzen Großzehe (Hals oder Willenskraft) nach außen weitergegeben werden
		■	eckig	Kantig, es fließt mehr Energie. Kann sich auch ›kantig‹ durchsetzen oder ›kantig‹ sprechen
		■	spachtel	Habe ich noch nie gesehen
		■	spitzig	Habe ich noch nie gesehen
3	**Richtung**	☐	gerade	Die Energien fließen frei und offen, das Kronen-Chakra kann sich gut entfalten
		■	**Abweichung nach innen (varus)**	Habe ich noch nie gesehen, wäre sehr dominant und ich-bezogen, die Person hätte Mühe, sich eins zu fühlen, wäre widersprüchlich
		■	**Abweichung nach außen (valgus)**	Sehe ich am häufigsten, angenehme Flexibilität. Bei starkem Hallux valgus sind alle drei Chakren im Kopfbereich blockiert d.h. Hals-, Stirn- und Scheitel-Chakra
		■	**gedreht – nach innen**	Blockierung, Mühe sich für die kosmische Energie zu öffnen
		■	**gedreht – nach außen**	Blockierung, Mühe sich für die kosmische Energie zu öffnen

4	**Stellung**	□	schön gestreckt	Die Energien fließen frei und offen, guter Zugang zur Spiritualität und für die Schöpfungskraft
		■	**Hammerzehe**	Blockierung, die Energien sind verkrampft, werden zurückgehalten, Mühe sich zu öffnen für die Spiritualität
		■	**Krallenzehe**	Blockierung in noch stärkerem Ausmaß
5	**Bodenkontakt**	□	auf dem Boden	Die Person lebt in der Realität, lebt die Willenskraft
		■	**Träumerzehe**	Sehr große Anlage zur Spiritualität (vgl. Stirn-Chakra), die Person sollte diesen Bereich leben und fördern
6	**Farbe**	□	schön rosa	Gute Durchblutung, die Energien fließen gut
		■	**rötlich**	Reizung, Stress in diesem Bereich, zu viel Energie im Kopf, es fehlt die Ruhe und Stille sowie Verbindung zur Schöpfungskraft
		■	**blass bis milchig**	Es fließt zu wenig Energie in diesem Bereich, keine große Öffnung
		■	**bläulich**	Gestaute Kopfenergien, Wut, es fehlt die Ruhe und Stille sowie Verbindung zur Schöpfungskraft
7	**Druckstellen**	■	**dorsal (auf der Zehe)**	Stress von außen, es fehlt die Gelassenheit, keine Öffnung zur Schöpfungskraft
		■	**zwischen den Zehen**	Herz und Intellekt sind unter Druck, die Person sollte ruhiger werden
		■	**akut, gerötet**	Momentaner Konflikt, Stress
		■	**chronisch, braun oder Hornhaut**	Der Konflikt fand früher statt, mit Hornhaut bedeckt = Chakra ist nicht geöffnet, sondern belastet

8	**Hühnerauge**	■	**groß oder klein?**	Tiefgehender Konflikt, z.B. die Person kann sich nicht öffnen, Konflikt in Familie
9	**Warze**	■	**groß oder klein?**	Die Person kann diesen Bereich zu wenig annehmen, zu wenig Liebe, es fehlt die Liebe zur Spiritualität
10	**Hornhaut**	■	**1. Die Zehe ist angespannt** **2. Der Schuh drückt**	Schutz oder Belastung. Das Kronen-Chakra ist nicht geöffnet.
11	**Ablagerungen** **Verhärtungen**	■		Oft taste ich bei der Fußreflexzonenmassage in der Zehenkuppe Ablagerungen oder Verhärtungen; diese entsprechen den Ablagerungen in der Gehirndurchblutung (Arteriosklerose); dieser Teil sollte gefördert, die Durchblutung angeregt werden
12	**Verletzung**	■		Man verletzt diesen Bereich selbst, dabei war die Person gestresst, es fehlte die Ruhe und Bewusstheit. Dadurch ist die Öffnung für die Schöpfungskraft blockiert.
13	**Schälung**	■		Momentane Veränderung zum Thema Spiritualität. Die alte Haut löst sich ab, es folgt eine neue
14	**Zeitlicher Faktor** (gilt für alle Blockierungen)	□	seit wann / früher	Zu diesem Zeitpunkt fand auch ein Konflikt statt
		□	jetzt	Es gibt ein aktuelles Problem
		□	seit Geburt, angeboren	Das ist ein karmisches Thema

■ Hier sind die Energien blockiert

Die Großzehenkuppe – Kronen-Chakra

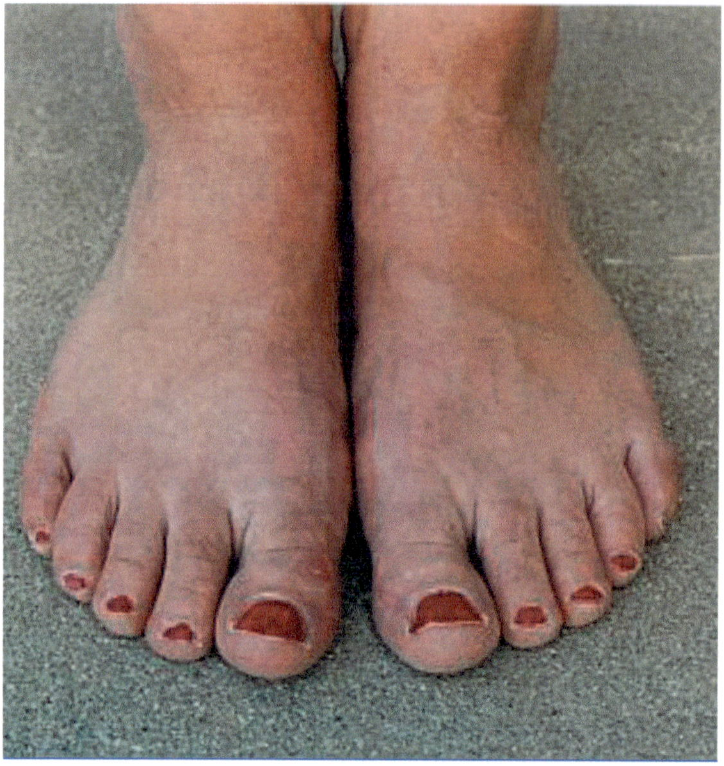

Frau, 40 Jahre.

Die Großzehe ist sehr kräftig, der Nagel breit. Diese Person kann sich gut widersetzen und schützen. Die Zehenkuppe ist breit und rund. Hier kann ungehindert viel Energie fließen. Selbstentfaltung ist vorhanden. Wunderschön!

Auf der rechten Großzehe ist im Reflexzonenbereich der Nase eine kleine Druckstelle zu sehen. Die Frau hatte zu diesem Zeitpunkt eine Erkältung, das passt. Die Frau absolviert Feldenkrais-Ausbildungen und befasst sich auch mit Spirituellem. Beruflich ist sie selbstständig, macht Coaching für Schulen und Institutionen. Das passt gut, sie hat die Kraft dazu.

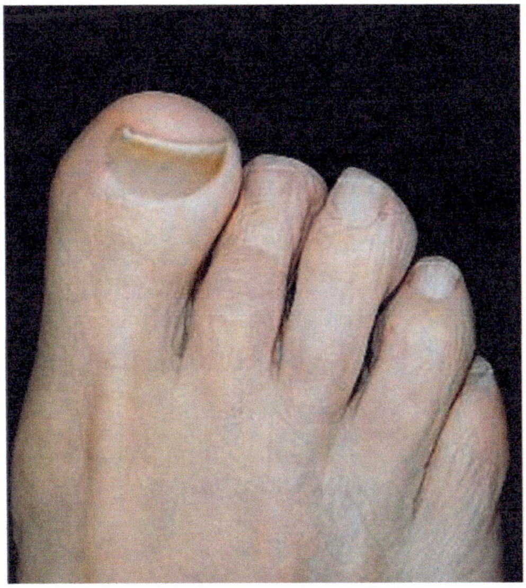

Mann, 92 Jahre.
Er kam zu Fuß in meine Praxis. Er ist bei guter Gesundheit, leidet aber etwas unter Vergesslichkeit. Ich staunte über die starken Träumerzehen beidseits. Auf meine Frage, was er beruflich mache, sagte er, er sei Schriftsteller und schreibe gerade an seinem 27. Buch. Das überraschte mich nicht, da die Träumerzehen gut zu ihm passen. Er war ganz stolz darauf, als ich ihm die Bedeutung erklärte. Das Hals-Chakra ist ebenfalls sehr breit und es besteht kein Abstand zwischen Herz- und Großzehe. Dies bedeutet, dass der Mann in seinem Alter noch viel Energie hat, sich mitzuteilen und zu schreiben. Beachtlich!

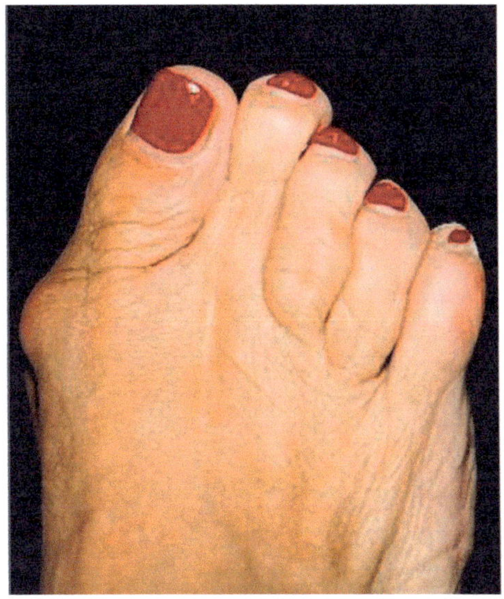

Frau, 70 Jahre.
Alle Zehen wurden operiert. Die Frau hatte Hammerzehen. Durch den ausgeprägten Hallux valgus ist der ganze Energiekanal der Großzehe blockiert. Somit kann auch das Kronen-Chakra nicht frei und offen fließen. Die Person hatte starke chronische Nasen- und Stirnhöhlenprobleme. Die Nasenschleimhäute entzündeten sich immer wieder und verstopften die Nase. Die Frau benutzte u. a. Cortison-Sprays, die die Schleimhäute so stark beschädigten, dass sie den Geruchssinn verlor. Dies bedeutet, dass vor allem das Stirn- und somit auch das Kronen-Chakra blockiert sind.

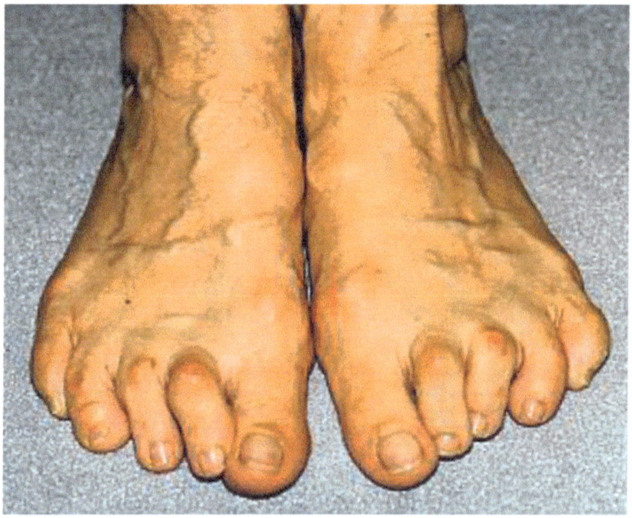

Die Person könnte auch 80 Jahre alt sein (abgesehen von den Großzehen). Wie alt wirken diese Füße? Diese Frage stelle ich oft bei meinen Ausbildungen im Zusammenhang mit den großen Fuß-Dias auf der Leinwand. Die Schülerinnen haben Spaß daran und sehen selbst bereits sehr vieles.

Frau, 60 Jahre.

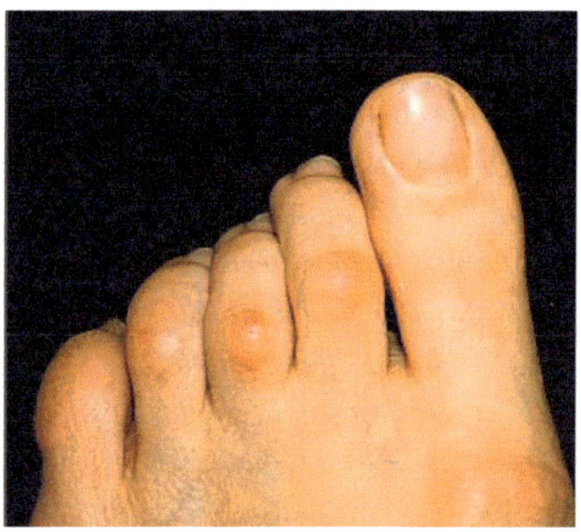

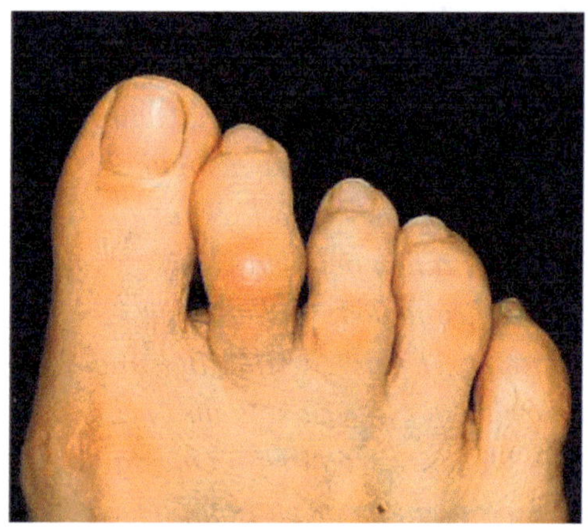

Hier haben wir ein sehr eindrückliches Beispiel, das man häufig sieht. Nur der Kopf und der Wille werden gelebt. Alle anderen Chakren sind blockiert. Sehr deutlich ist das am linken Fuß (liegend) zu sehen.
Auf dem Foto im Stehen erkennt man, dass alle Zehen nach innen (varus) gerichtet sind. Die Frau ist also sehr mit sich selbst beschäftigt und wenig offen nach außen. Sie litt unter starkem Stress und Verletzungen. Ihren Willen setzte sie jedoch durch und geht dadurch mit einer gewissen Flexibilität ihren Weg. Die ausgeprägten Spreizfüße bereiteten ihr Schmerzen. Außerdem litt sie an starker Arthrose in den Fingern.

Harmonisierung des Kronen-Chakras

(Therapeutische Möglichkeiten)

1. Naturerfahrungen

Die Weite und Unbegrenztheit, die Nähe zum Himmel und die Loslösung von den Geschehnissen des Alltags, die du auf dem Gipfel eines Berges erfahren kannst, sind am besten dazu geeignet, eine Öffnung des Kronen-Chakras zu unterstützen.

- regelmäßige Bergwanderungen; sich viel Zeit nehmen, vom Gipfel ins Tal zu schauen
- Stille suchen: Yoga und Meditation

2. Übungen

- Stille suchen mit Yoga oder Meditation: gerade sitzen, Füße am Boden verwurzelt, geerdet sein, tief ein- und ausatmen, eine Verbindung nach oben suchen, das Kronen-Chakra öffnen, sich mit dem Licht verbinden.
- Meditative Harmonisierung des Kronen-Chakras: Auf dem Rücken liegen, die linke Handfläche auf den Scheitelpunkt legen, die andere Hand darüber und tief ein- und ausatmen. Auch gerade sitzend möglich: Halte die Hand in einiger Entfernung über dem Kopf (in der Aura), bis du ein Kribbeln spürst (reibe die Hände zuerst aneinander, bis sie warm sind).
- Streiche mit der Hand über die Haare vom Scheitel aus. Schüttle die Energien ab. Die Haare tragen viel blockierte Energie. Das Ausstreichen mache ich bei meinen Patienten in der Praxis, wenn sie liegen. Sie empfinden es als sehr angenehm.

3. Farbe

Violett (auch weiß oder gold)

Entspanne dich und visualisiere eine **violette Blume**. Atme dazu tief und fülle dich ganz mit dieser Farbe oder dieser Energie.

- Trage etwas **Violettes**, vor allem auf dem Kopf z. B. eine Mütze oder einen Hut
- Richte ein Zimmer in Violett ein oder streiche die Wände in dieser Farbe.
- Kaufe **violette Blumen** oder gestalte einen Blumenstrauß in dieser Farbe.

4. Musik

- ruhige meditative, spirituelle Musik *(om Shanti Music)*, aber auch Stille oder Naturgeräusche

5. Edelsteintherapie

- Amethyst: gegen Ängste, Disharmonien, vermittelt Ruhe, Vertrauen und Hingabe an die Kräfte des Universums, fördert Meditation und Inspiration. Noch stärker wirkt er in Drüsenform.
- Bergkristall: Er bringt Klarheit und Licht in Geist und Seele, löst Stauungen und Blockaden, verleiht Schutz und neue Energie. Er gibt am meisten Energien ab. Achte beim Kauf auf klare und schöne Spitzen.
- Gold
- Fluorit (violett)
- Sugilith (violett–lila) wirkt als Schutz
- Ametrin

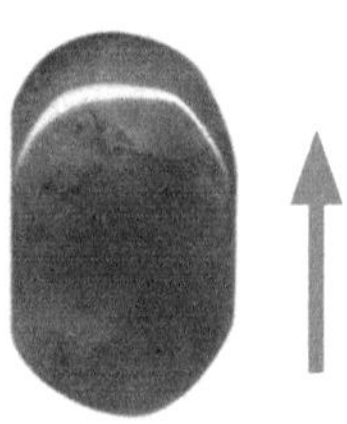

Wähle den Stein aus, der dich besonders anzieht. Halte den Stein in der Hand oder lege ihn auf das Chakra. Achte dabei auf die Form des Steins. Hat er die Form eines Ovals, sollte er in Richtung Energiefluss gelegt werden, d. h. den Stein nicht quer, sondern längs auflegen.

Achte bei der Übung vor allem darauf, dass du entspannt bist und tief und ruhig atmest, z. B. auch begleitet von leiser Musik und/oder Kerzenschein. Führe dieses Ritual ca. 15 Minuten aus.

Wichtig ist die Reinigung des Steins nach der Anwendung.
Siehe hierzu S. 37

Ein Chakra-Healing sollte nicht häufiger als zweimal pro Woche durchgeführt werden. Ein Zuviel (auch mit verschiedenen Steinen) kann sich negativ auswirken. Du fühlst dich beispielsweise müde oder es werden starke Gefühle ausgelöst. Also lieber weniger als zu viel!

6. Aromatherapie

- Lotusblume
- Weihrauch vom Olibanumbaum
- Myrrhe (reinigt die Atmosphäre)
- Neroli
- Allgemein: Lavendel und Melisse (beides entspannt)

○ *Für die Anwendung der Aromatherapie ist eine Duftlampe geeignet.*

○ *Sehr zu empfehlen ist auch ein entspannendes Fußbad in einer kleinen Wanne mit der Farbe Violett. Verwende für das Fußbad 4 bis 5 Tropfen ätherisches Öl, gib als Emulgator ein Döschen Kaffeesahne dazu. Verwöhne deine Füße ca. 15 Minuten und atme den Duft ein.*

7. Chakra-Öl

Verwende das spezielle Chakra-Öl für das Kronen-Chakra.

○ *Gib einen Tropfen in jede Handfläche und verreibe sie miteinander.*

○ *Atme den Duft tief ein und verteile ihn anschließend in deiner Aura.*

Übe die Anwendung über einen längeren Zeitraum aus und zwar täglich, bevorzugt abends. Die Wirkung hält über Nacht an.

8. Positive Affirmationen

- Ich verhalte mich bewusst und achtsam.
- Ich verbinde mich mit dem Licht und dem Frieden Gottes.
- Ich vertraue auf die göttliche Führung.

○ *Wiederhole die Sätze mehrmals, am besten laut und in entspanntem Zustand, z.B. vor dem Einschlafen.*

○ *Spüre den Inhalt der Worte und die Gefühle, die sie auslösen. Beschreibe damit kreativ gestaltete Karten und befestige sie an mehreren Orten, wo du sie mehrmals täglich sehen kannst.*

9. Ernährung

- Wähle Nahrungsmittel mit der **Farbe Violett**, z.B. Aubergine, Radicchio
- Wähle Nahrungsmittel mit der **Farbe Weiß**, z.B. Pilze, Zwiebeln, Knoblauch, Weißkohl, Chicoree

Interessanterweise finden sich für die oberen Chakren nur wenige passende Nahrungsmittel. Das bedeutet, Lebensmittel stärken vor allem die unteren Chakren und somit den physischen Körper.

10. Heilpflanzen

Kräuter, Gewürze, Tees:

- Pfefferminze (wie beim Stirn-Chakra)
- Beruhigungstee
- Schlaf- und Nerventee
- Lavendelblütentee
- Orangenblütentee

11. Aurasoma

Alle Essenzen haben verschiedene Farben und Düfte. Es ist sehr angenehm, damit zu arbeiten. In meiner Praxis verwende ich bereits seit Jahren für mich als Therapeutin den weißen Pomander, um mich zu schützen oder um mich nach einer Behandlung zu reinigen.

8. Chakra
Das Seelen-Chakra

Das Seelen-Chakra befindet sich 25 bis 30 cm über dem Kronen-Chakra. Es ist nicht mit dem physischen Körper verbunden und hat deshalb auch nicht die Funktion wie die sieben Hauptchakren, die den physischen, den emotionalen, mentalen und spirituellen Körper mit Energie versorgen.

Je besser wir die physische Ebene verstehen, desto intensiver schwingt das 8. Chakra mit.

Das 8. Chakra ist der Sitz der Seele, solange wir in einem physischen Körper leben. Es verbindet uns mit unserer Seelenenergie, unserem Seelenlicht, das unsere Potentiale, unsere göttlichen Fähigkeiten in sich trägt. Von der Seele kommen Impulse, die Seelenenergie führt uns durch unser Leben und zieht Erfahrungen an, durch die wir in unserem Evolutionsprozess weiterkommen.

Die Seele spricht zu uns über die Intuition, doch ihre Stimme ist leise. Erst wenn wir lange nicht hingehört haben, zieht die Seele Erfahrungen an, die uns zwingen, innezuhalten. Wir sind die Seele, also ziehen wir selbst unbewusst die Erfahrungen an, die wir brauchen um weiterzukommen. In jeder Erfahrung (Krankheit, Kündigung usw.) wohnt ein tieferer Sinn.

Im Herz-Chakra liegt ein Schlüssel zu unserer Seele. Meditationsreisen in unseren Herzenstempel führen in eine Verbindung mit unserer Seelenenergie, mit unseren Potentialen und dem Seelenziel.

Visualisierungsmeditation zur Stärkung der Verbindung mit dem Seelenlicht

Lass dich von deinem Atem in deine innere Stille führen und entspanne dich. Beginne mit dem Wurzel-Chakra und nimm nacheinander mit jedem Chakra Verbindung auf. Lasse jedes Chakra wie eine wunderschöne Blume in der Morgensonne erblühen, bis alle sieben Chakren geweckt sind und vom Sonnenlicht genährt werden.

Visualisiere nun dein Seelen-Chakra als eine Lichtkugel, die in ihren eigenen Farben erstrahlt. Dies ist dein Seelenstern, der seine Strahlen weit ausdehnt. Ein Strahl des Seelensterns besucht nun alle deine sieben Hauptchakren, beginnend beim Kronen-Chakra. In jedem Chakra hinterlässt er einen kleinen leuchtenden Stern, ein Licht aus deinem Seelen-Chakra. Halte dieses Bild eine Weile aufrecht, bedanke dich und komme dann zurück ins Tagesbewusstsein.

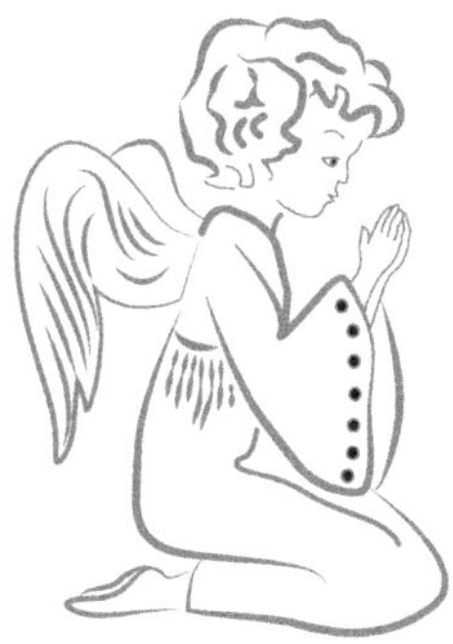

10. Kapitel

Streicheleinheiten für die Füße

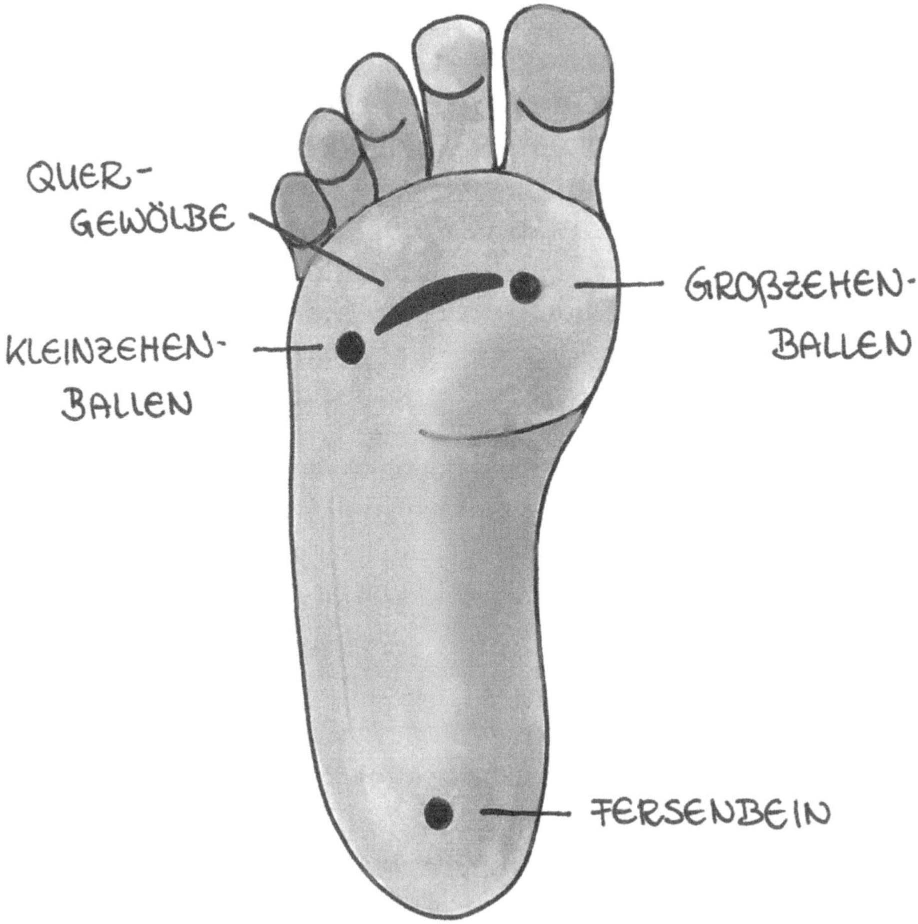

Die drei Stützpunkte des Fußes:
Großzehenballen, Kleinzehenballen und Fersenbein
(Zeichnung: Heilrun Schröder)

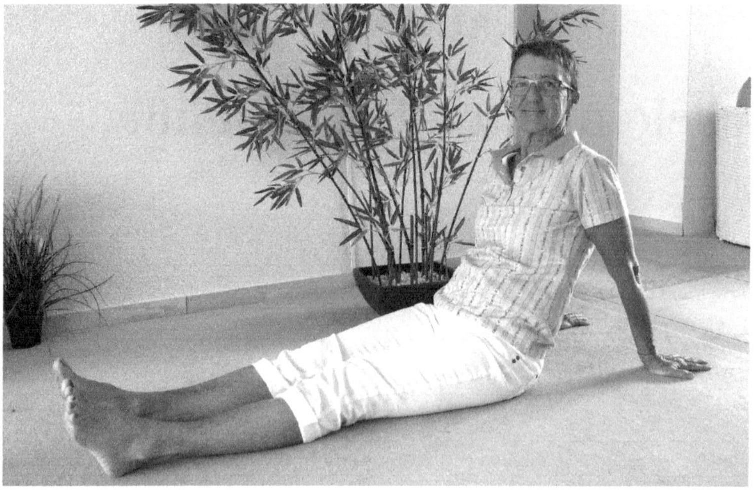

Ausgangsstellung für die folgenden beiden Übungen

Allgemeine Übungen

Übung für den Spreizfuß

Beim Spreizfuß ist vor allem das Quergewölbe durchgedrückt und die Sehnen am Fußrücken sind sehr angespannt. Deshalb muss das Quergewölbe gestärkt und die angespannten und verkürzten Extensoren (Strecker) sollten gedehnt werden. Diese Übung ist vor allem hilfreich, wenn du Schmerzen in den Füßen hast oder zu Krämpfen neigst.

Sitze mit gestreckten Beinen auf dem Boden, die Arme nach hinten aufgestützt. Dehne nun die Füße und die Zehen soweit wie möglich nach unten. Zähle dabei bis 10.
Achtung: *Wenn die Zehen sehr unbeweglich sind, kann es sein, dass du sofort einen Krampf bekommst. Dann dehnst du beim nächsten Mal nur soweit du kannst. Hab Geduld. Es ist wichtig, die Übung täglich zu wiederholen. Nach einer Weile wirst du feststellen, dass du die Sehnen langsam wieder dehnen und damit einer Kontraktion vorbeugen kannst. Denn die Sehnen haben die Tendenz sich zu verkürzen.*

Tipp: Strecke die Füße so fest und so weit wie möglich. Lass den Oberkörper möglichst locker und atme tief ein und aus. Nach jedem Dehnen und Anspannen die Zehen wieder lockern.

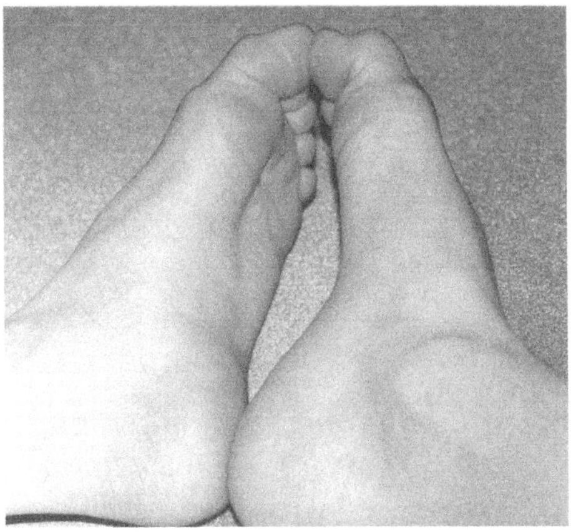

Übung für den Senk- und Plattfuß

Beim Senkfuß ist das Längsgewölbe abgeflacht. Bei der folgenden Übung geht es darum, die Muskulatur entlang des Längsgewölbes zu stärken.

Du sitzt auf dem Boden, die Fußsohlen zeigen zueinander. Presse nun die Fersen und die Großzehen aneinander, letztere möglichst in einem 90-Grad-Winkel. Dabei wird das Quergewölbe verstärkt gebildet. Eine Übung, die sowohl bei Spreizfuß wie auch bei Hallux valgus gut tut. Auch bei dieser Übung sollte so stark wie möglich angespannt werden. Du spürst die Spannung entlang des Längsgewölbes bzw. der Reflexzone des Rückens, evt. auch eine Spannung am Fußrücken oder bis in die Beine. Dies ist sehr gut und stärkt die Muskulatur. Halte die Spannung für eine Weile und lockere anschließend die Füße. Auch diese Übung sollte mehrfach wiederholt werden.

Tipp: Wenn du einen starken Spreizfuß hast, kann es sein, dass du die Großzehen nicht so einfach aneinanderdrücken kannst. Dann hilf mit deinen Händen und halte die Großzehen fest.

Übungen für den Knickfuß

Beim Knickfuß ist der Knöchel nach innen geknickt. Der vordere Unterschenkelmuskel *(Musculus tibialis anterior)* muß gestärkt werden. Menschen mit einem Knickfuß leiden häufig auch unter einem Senkfuß. Deshalb sind hier auch die Übungen für den Senkfuß wichtig.

1. Übung:

Du stehst aufrecht. Drehe den Knöchel nach außen. Dabei soll die Großzehe den Boden immer noch berühren. Mit dieser Übung, die du mehrmals täglich wiederholen solltest, stärkst du den vorderen Unterschenkelmuskel.

2. Übung:

Steh mit dem rechten Fuß auf der Außenkante und mit dem linken auf der Innenkante (wie beim Skifahren). Nun wechsle ab, einmal links und einmal rechts. Wiederhole das zehnmal.

Übungen für den Hohlfuß

Bei einem Hohlfuß besteht eine Spannung über dem Rist und oft krallen dabei die Zehen.

1. Übung:

Du stehst aufrecht. Beim Einatmen krallst du die Zehen noch fester und spannst den ganzen Fuß an. Beim Ausatmen löst und streckst du Fuß und Zehen. Versuche möglichst jede Zehe zu strecken. Jede Zehe ist ein Energiekanal. Je gestreckter die Zehen sind, desto freier kann die Energie fließen.

2. Übung:

Geh langsam barfuß und rolle federnd die Füße ab (sog. dreigliedriges Schreiten). Diese Übung fördert das natürliche Abrollen der Füße.

Übungen für den Hallux valgus

Füße mit Hallux valgus kranken vor allem daran, dass das Grundgelenk immer unbeweglicher wird und die Bewegung nach innen eingeschränkt ist. Da beim Hallux valgus das Grundgelenk der Großzehe und damit die Reflexzone der Halswirbelsäule betroffen sind, leiden diese Menschen besonders unter Problemen mit dem Nacken und der Halswirbelsäule. Die folgenden Fußübungen machen deshalb nicht nur das Grundgelenk wieder beweglicher, sondern können auch Verspannungen des Nackens lockern und lösen.

1. Übung

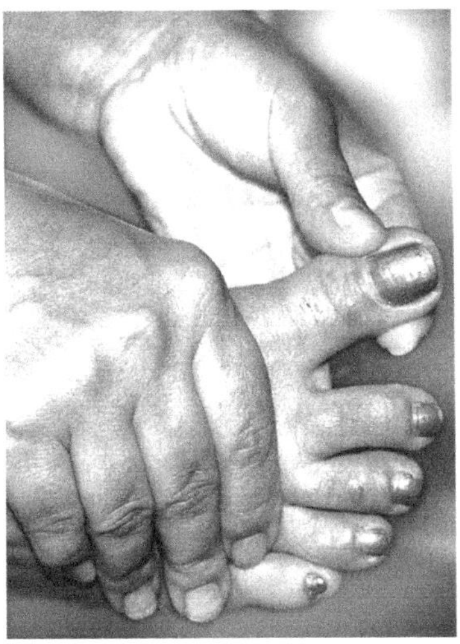

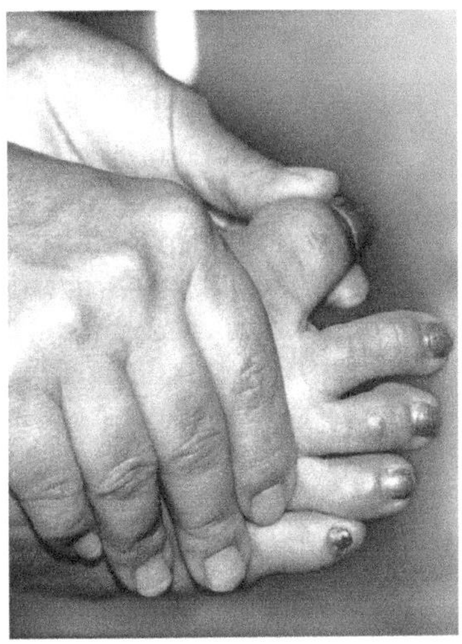

Du sitzt auf einem Stuhl und kreuzt ein Bein über dem Knie. Fixiere mit einer Hand das Grundgelenk der Großzehe. Mit der anderen Hand läßt du langsam die Großzehe kreisen – fünfmal nach innen und fünfmal nach außen, beides so weit und so langsam wie möglich.
Diese Übung entspricht dem Kopfkreisen, d. h. du lockerst damit auch den Nacken. Mache diese Übung nacheinander mit beiden Großzehen. Wenn es beim Kreisen knackt, hängt das mit den Ablagerungen zusammen, die auch in den Gelenken des Nackens vorhanden sind.

Tipp: Je häufiger du diese Übung machst, um so beweglicher wird das Gelenk. Ablagerungen können sich auflösen oder werden zumindest nicht stärker.

2. Übung

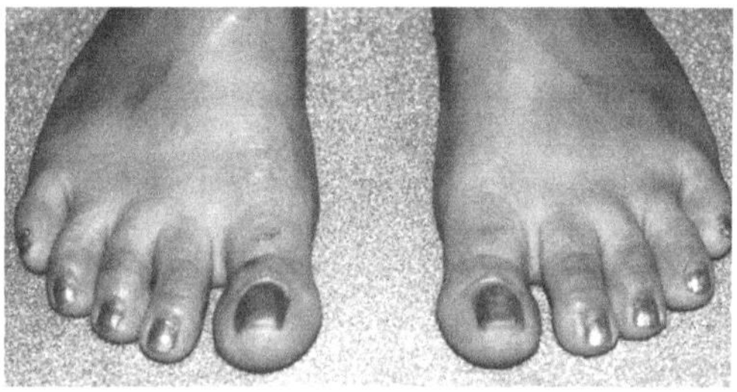

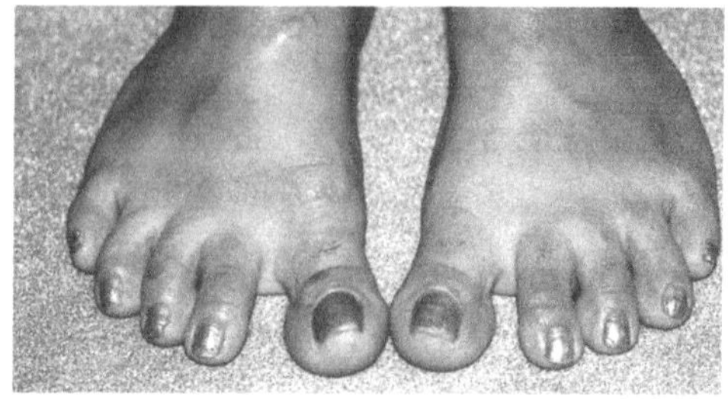

Du stehst aufrecht. Versuche nun, die Großzehe ganz wenig, d. h. soweit du kannst, nach innen (medial) zu bewegen. Diese Übung ist gut, um die Beweglichkeit der Großzehe zu fördern. Mache das so oft wie möglich, nach einer Weile wirst du den Erfolg sehen.

Zehenübungen (aktive Fußgymnastik)

Mit den Füßen spielen

Füße und Zehen sind viel gelenkiger, als man denkt. Wie bei den meisten Dingen im Leben handelt es sich auch hier um eine Frage des Engagements und der Übung. Probiere doch einfach mal die folgenden Übungen aus und du wirst feststellen, wieviel Freude das macht.

Ziehe häufiger die Strümpfe aus und bewege bzw. lockere deine Zehen. Mach das z.B. beim Fernsehen oder beim Telefonieren oder wenn du auf der Toilette bist. Stell dir vor, dass dabei dein Kopf- und Schultergürtelbereich gelockert wird, dies sind die entsprechenden Reflexzonen an den Füßen. Die Energien können wieder freier fließen. Es ist ein gutes Zeichen, wenn deine Füße dabei wärmer werden.

Tipp: Lass deine Füße häufiger Tätigkeiten verrichten, die sonst die Hände machen. Benutze deine Füße, um vom Boden etwas aufzuheben oder betätige einen Schalter am Boden mit den Füßen – ich habe z. B. eine Musikanlage, deren Schalter am Boden ich immer mit dem Fuß ein- oder ausschalte.

Die Zehen auf- und abbewegen

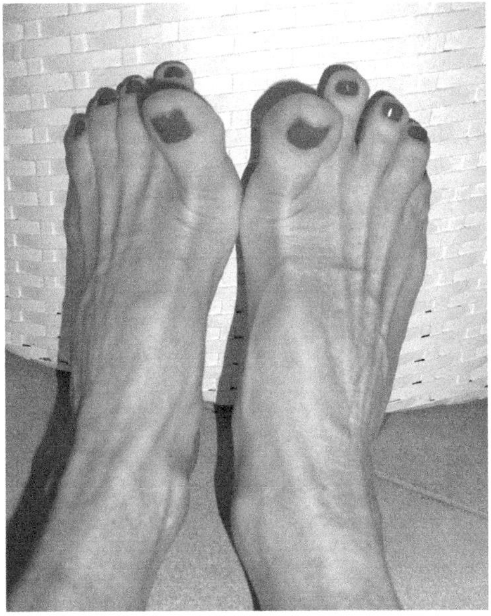

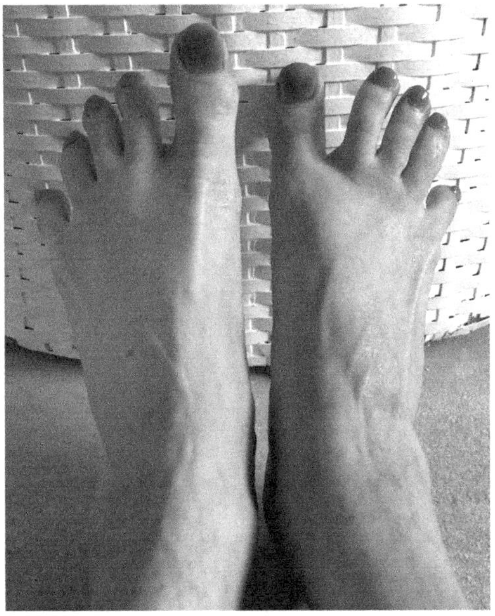

Du liegst am besten auf dem Bett oder auf dem Sofa (Rückenlage). Versuche nun, jede einzelne Zehe zu bewegen. Am besten gelingt das natürlich mit der Großzehe, aber versuche es auch einzeln mit den anderen Zehen. Du wirst zu deiner Freude feststellen, dass sie mit der Zeit immer beweglicher werden. Zugleich löst diese Übung Spannungen in den Chakren – die Energien können freier fließen. Da alle Zehen dem Kopf bzw. dem Geist zugeordnet werden, löst du dich damit auch von starren Denkmustern …

Die Zehen spreizen

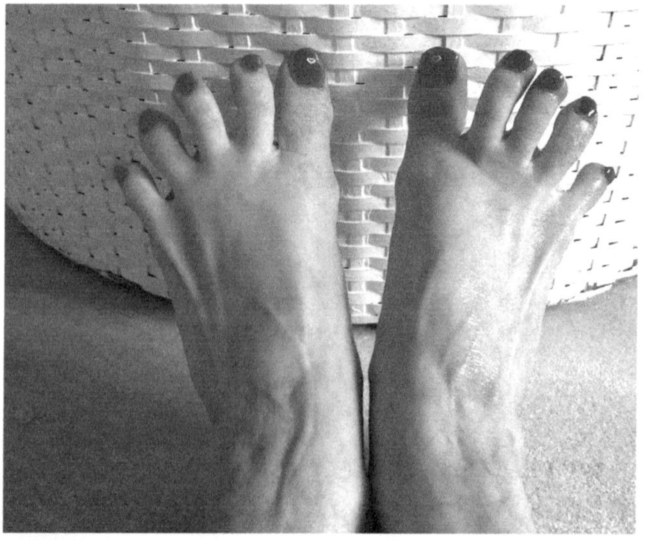

Gleiche Ausgangslage wie bei der vorigen Übung.

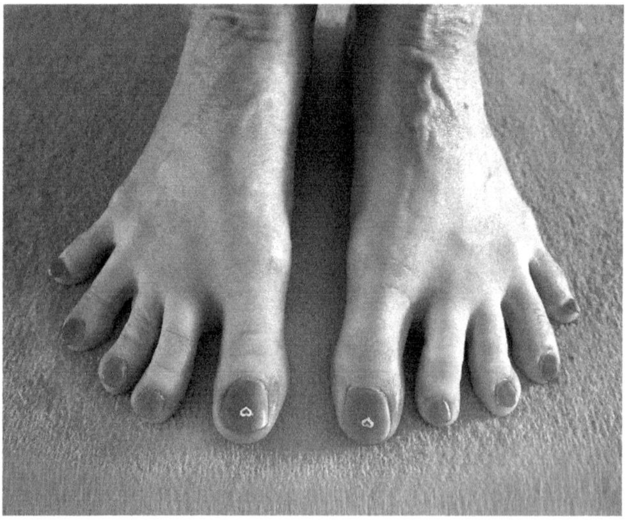

Versuche alle Zehen zu spreizen. Ziehe dabei die Zehen nicht nach oben, sondern möglichst locker lassen. Dadurch löst du Druck und Enge. Spüre deine Freiheit. Du machst dich weit – nimmst dir Platz. Dadurch fließt jedes Chakra freier. Atme ruhig dazu.

Nur die Kleinzehe spreizen

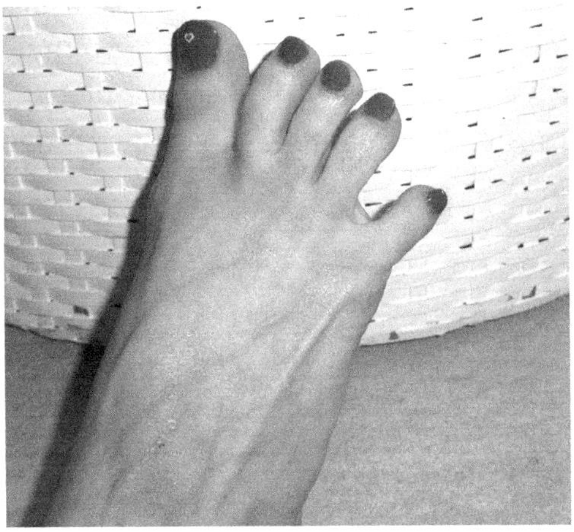 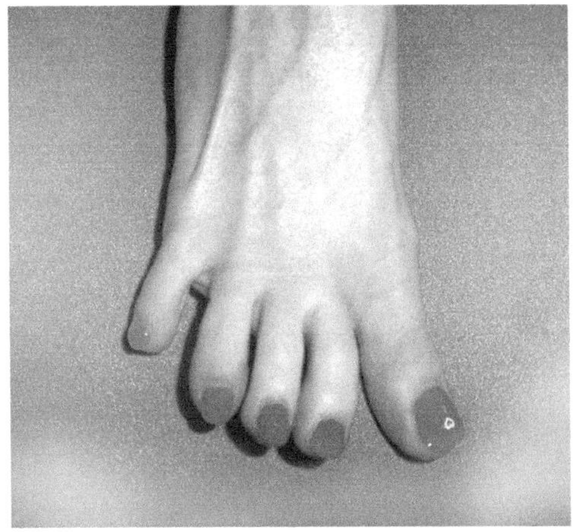

Kannst du die Kleinzehe alleine spreizen? Linker Fuß – rechter Fuß? Versuche es liegend. Stehend kann man es gut trainieren.

Dazu spreizt du die Kleinzehe mit viel Anspannung an. Dabei kannst du dich auf die Sehne konzentrieren, die mit der Kleinzehe verbunden ist. Spanne diese an und halte eine Weile. Dann lasse wieder los. Das ist sehr gut zur Stärkung des Wurzel-Chakras z. B. bei Ängsten. Spüre die Kraft und den Mut. Diese Übung ist auch sehr gut, wenn die Kleinzehe sehr verkrampft oder nach innen (medial) gebogen ist, den Boden nicht berührt oder andere Fehlstellungen aufweist.
Übe das jeden Tag ca. 10 Minuten – und du wirst sehen, es geht. Super!

Ein kleiner Trick: Wenn du im Sommer Flip-Flops trägst, versuche dich mit der Kleinzehe außen an der Schuhkante festzuhalten. Ich liebe das und mache das täglich...

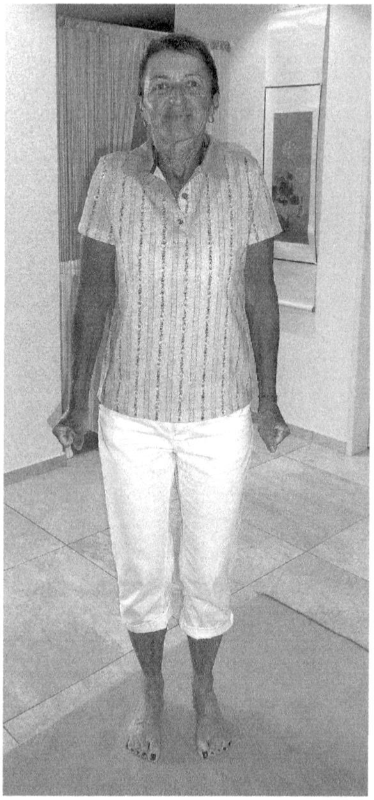

Im Stehen: Zehen anspannen und loslassen

Dies ist eine gute Übung für Hammerzehen, ich zeige sie vielen Patienten in meiner Praxis. Zugleich ist sie sehr gut, um Anspannungen allgemein positiv zu beeinflussen.

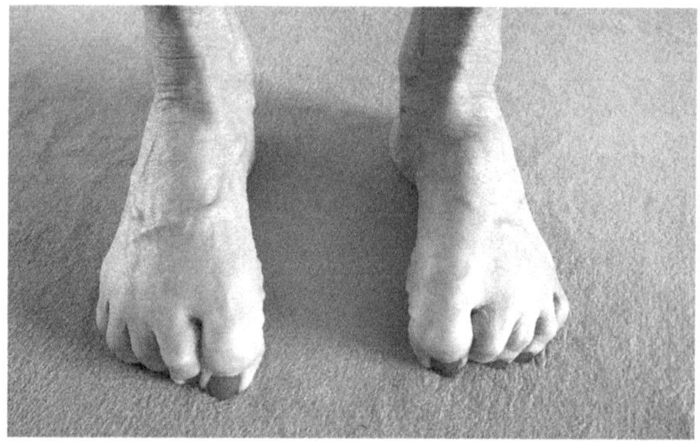

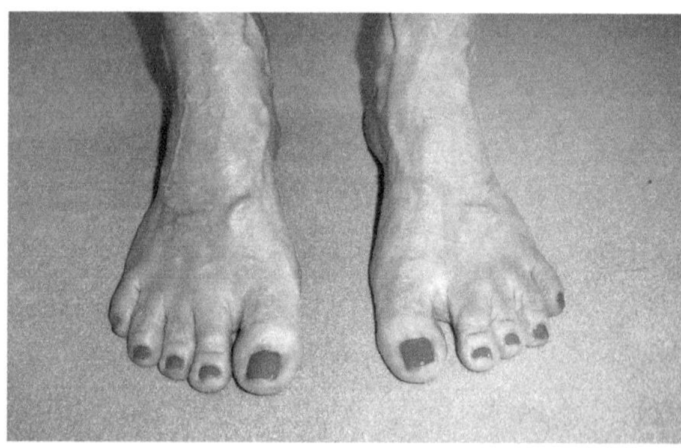

Stehe gerade und aufrecht, die Füße schulterbreit parallel ausgerichtet auseinander, die Arme hängen an der Seite. Nun spanne die Zehen sehr fest an (wie Hammerzehen), spanne auch die Arme an und balle die Hände zu Fäusten. Atme tief ein – und halte den Atem eine Weile. Beim Ausatmen entspannst du Hände und Zehen. Es ist wichtig, jede einzelne Zehe loszulassen und zu spüren, wie sie länger werden kann. Stelle dir dabei vor, wie die aufgestaute Energie weit wegfließt – zum Fenster hinaus. Wiederhole diese Übung fünfmal.

Greifübungen

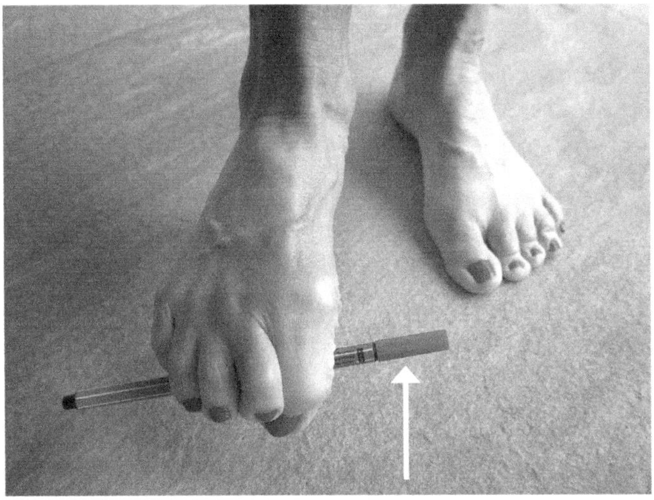

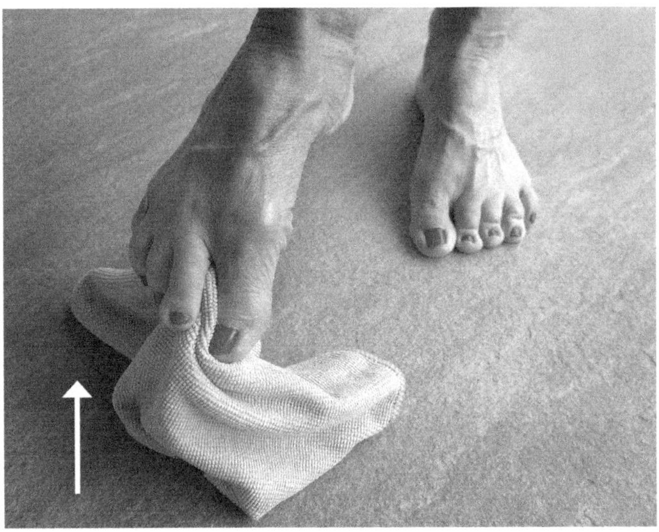

a) *mit Tuch oder Bleistift (vgl. Foto): Versuche ein Tuch oder einen Bleistift mit den Zehen vom Boden aufzuheben und ca. 5 Sekunden in der Luft zu halten. Fünf- bis zehnmal mit jedem Fuß wiederholen. Diese Übung kräftigt die Zehen und das Quergewölbe und ist auch sehr gut für einen Spreizfuß.*

b) *mit Murmeln (vgl. Foto): Greife ca. 20 bis 30 Murmeln mit den Zehen und lege sie in ein Gefäß. Mit linkem und rechtem Fuß abwechseln. Es ist lustig und macht Spaß, ein wenig zu spielen wie die Kinder.*

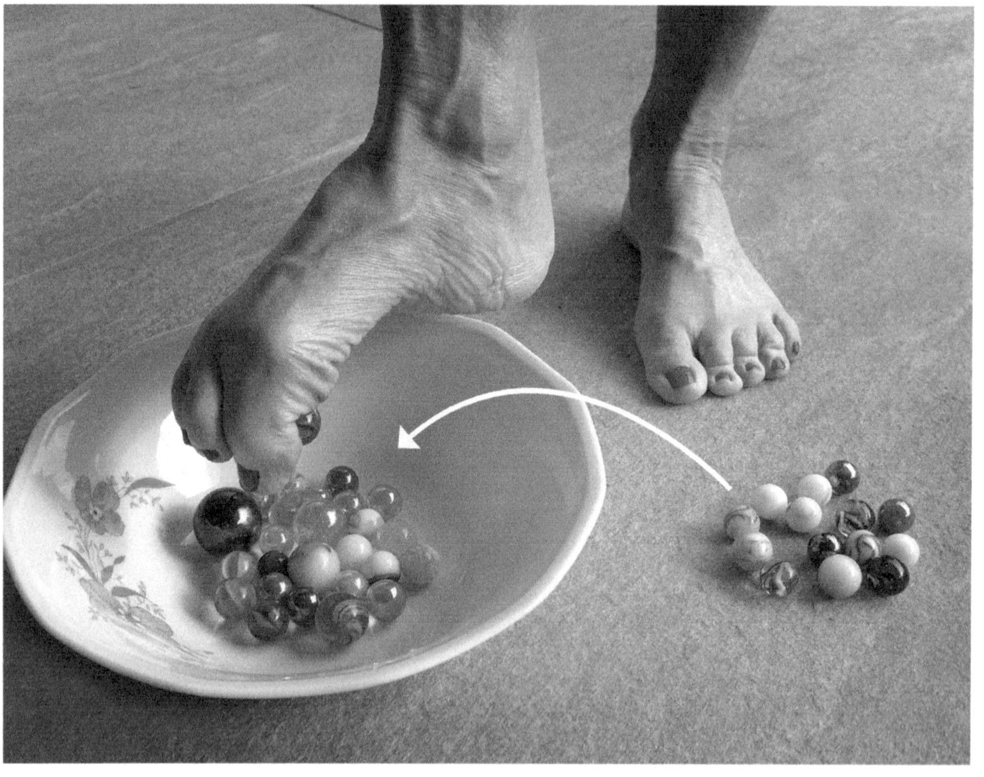

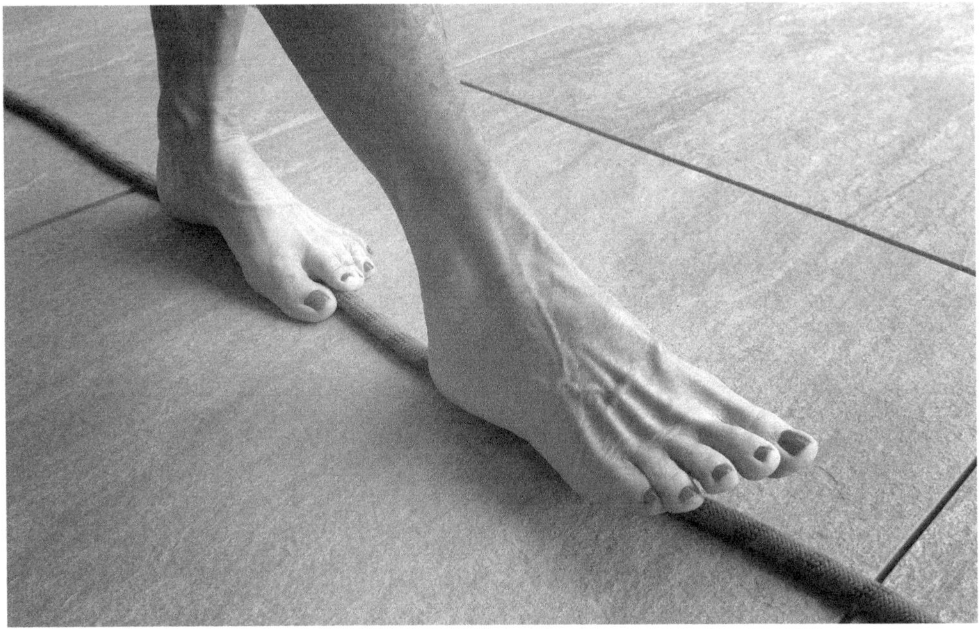

Auf einem dicken Seil laufen

Laufe entlang einem dicken Seil, das auf dem Boden liegt. Dabei rollst du die Füße von der Ferse bis zur Fußspitze ab. Wie auf dem Foto einen Fuß vor den anderen setzen. Mit dieser Übung trainierst du das Gleichgewicht mit den Füßen. Atme dabei ruhig und tief.

Mit den Füßen schreiben

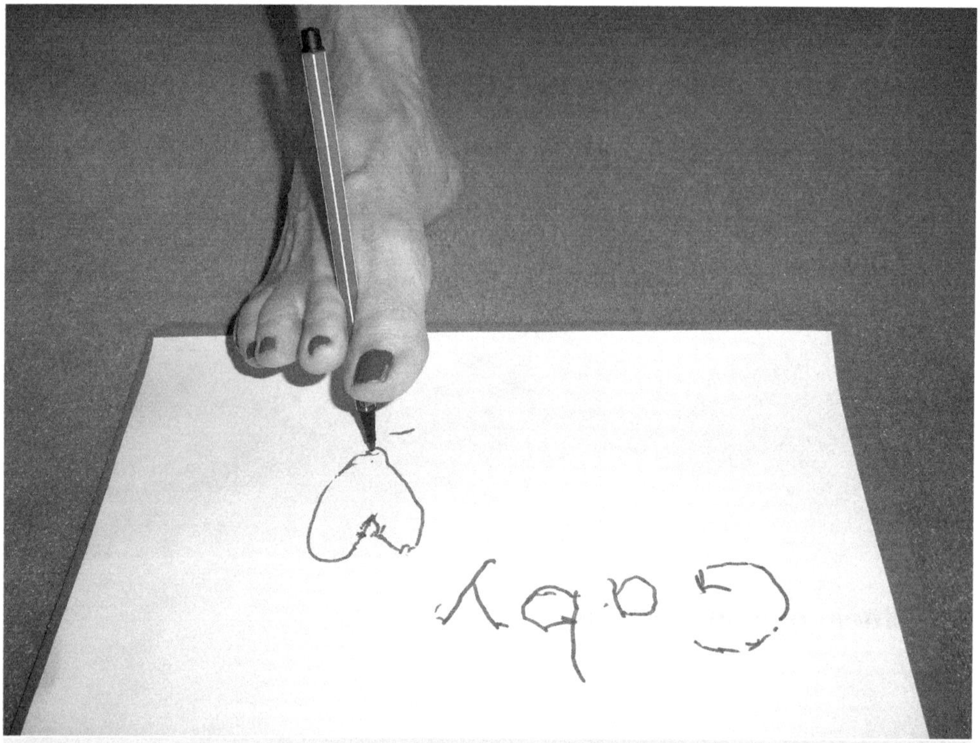

Hast du schon einmal versucht, mit den Zehen zu zeichnen und zu schreiben? Versuche es! Es macht Spaß und es ist lustig, die Füße auf eine andere Art zu bewegen und zu benutzen. Nimm ein großes Blatt Papier und einen Mal- oder Filzstift. Schreibe deinen Namen oder versuche ihn zu zeichnen. Versuche es mit dem linken und mit dem rechten Fuß. Welcher kann es besser?

Dies ist eine sehr gute Übung, um die Beweglichkeit der Zehen zu trainieren. Auch wenn es am Anfang schwer ist – es ist möglich! Denke an die Fußmaler, die ihre Zehen optimal trainiert haben!
In den Ausbildungen und Seminaren machen wir diese Übungen in der Gruppe. Das belebt sehr, weil wir gemeinsam lachen. In der Gruppe macht es besondere Freude.

Einfach mal probieren:
Zehentraining, das Groß und Klein Spaß macht:

Zehen … hoch

Zehen … tief

Zehen … hoch

Sie lachen sich schief!

Zehen fahren gern Karussell

Zehen verstecken sich blitzschnell …

Nicht zu empfehlen

Zum Abschluß möchte ich aus meiner über 30jährigen Erfahrung folgendes weitergeben: Von jeder Form von Zehengang, auf Zehenspitzen stehen oder gehen ist abzuraten, es tut nicht gut und fördert den Spreizfuß, genauso wie hohe Absätze.

Gehmeditation

Ich liebe diese Gehmeditation und praktiziere sie bereits sehr lange. Zusammen mit Patienten wende ich sie in meiner Praxis an oder bei Ausbildungen in der Gruppe.

Nach Rudolf Steiner (1861-1925), dem Begründer der Anthroposophie, gibt es das ***dreigliedrige Schreiten:***

1. Ferse	=	***Körper***	=	***Wille***
2. Abrollen	=	***Luft, Seele***		
3. Ballen oder Vorfuß	=	***Geist***		

Du stehst gerade aufgerichtet, die Füße barfuß parallel schulterbreit nebeneinander. Atme tief ein und aus. Lege evtl. die Hände auf den Bauch, um dich besser zu zentrieren. Spüre deinen Körper. Sei ganz bei dir.

1. *Phase: Die Ferse aufsetzen – dabei tief einatmen.*

2. *Phase: Den Fuß abrollen – dabei ausatmen,*
   den Fuß parallel und gerade halten.

3. *Den Ballen (zuerst) und den Vorfuß berühren.*
   Spüre einen Moment die ganze Fußfläche.
   Wiederhole alles mit dem anderen Fuß.

Besonders angenehm ist es, diese Gehmeditation barfuß auf einem weichen Teppich oder im Sommer im Freien auf einer Wiese auszuführen. Konzentriere dich auf deine Füße und das wohltuende Gefühl des weichen Untergrunds. Ich liebe es! Am Anfang mußt du dich stark konzentrieren, um das Gleichgewicht zu halten. Mit etwas Übung wird es immer einfacher.

Nur fünf bis zehn Minuten langsames und bewußtes Gehen täglich kann sehr viel bewirken. Du spürst anschließend deine Füße viel intensiver. Du wirst ruhiger, zentrierter und dadurch auch mehr geerdet. Mit dieser Form des Gehens stärkst du das Wurzel-Chakra. In der Folge fühlst du mehr Geborgenheit, Ruhe, Sicherheit und Vertrauen, du bekommst Kraft und Energie von der Mutter Erde.

Dabei ist das Atmen sehr wichtig, auch ein Lächeln. Wenn du lächelst, spürst du die positive Energie und Dankbarkeit. Ich danke jeden Morgen meinen Füßen, dass sie mich tragen und vorwärts bewegen.

Buchtipp:
Sehr zu empfehlen ist das kleine Buch ›Geh-Meditation‹ von Thich Nhát Hanh. Der buddhistische Mönch wurde 1926 in Vietnam geboren, ist Zen-Meister und Botschafter des Friedens.

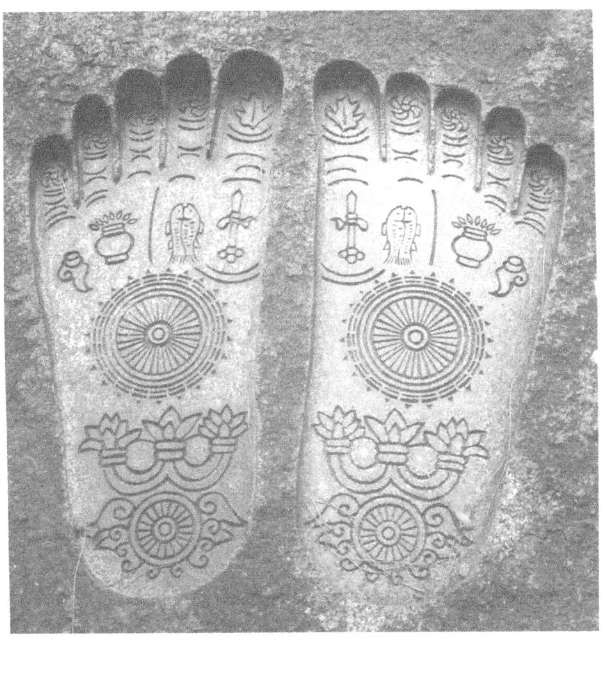

Zehensocken, Zehen- oder Barfußschuhe

Zehensocken

Nicht nur das Barfußgehen ist wichtig. Im Winter stellt sich die Frage, welche Socken man tragen soll? Um die Beweglichkeit der Zehen zu fördern, empfehle ich Zehensocken. Kennst du sie bereits? Es gibt Socken für alle Zehen einzeln (wie bei Handschuhen), es gibt sie aber auch nur für die Großzehe, das ist die japanische Version. Ich verkaufe seit Jahren rote Zehensocken in meiner Praxis. Rot, da die Füße dem Wurzel-Chakra zugeordnet werden.

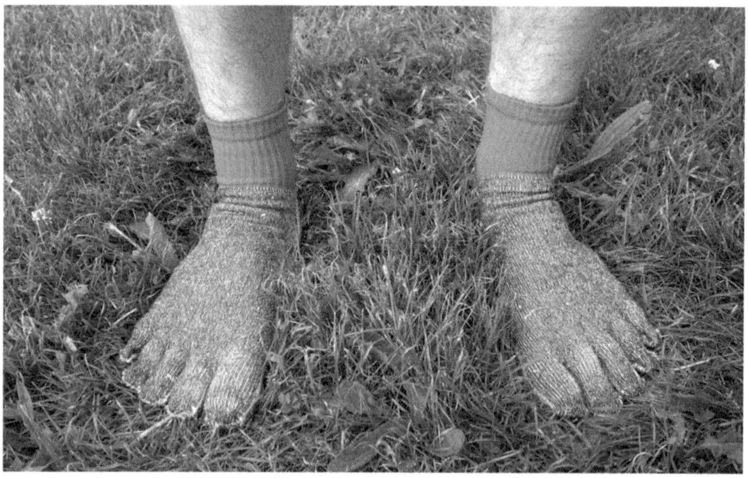

Zehensocken fördern die Beweglichkeit der Zehen

Auch bei kalten Füßen zu empfehlen. Ich persönlich trage zuhause das ganze Jahr Flip-Flops als Hausschuhe. Wenn es kühler ist, trage ich Strümpfe, die ich dem Schuh anpasse (Großzehe). Ich liebe es, meine Groß- und Kleinzehe nach außen zu bewegen und zu ›spielen‹. Dies fördert die Beweglichkeit der Zehen sehr. Probiere es aus!

Zehen- oder Barfußschuhe:

Leider sieht man sie noch selten auf der Straße – sehr gesunde und bewegungsfreundliche Zehen- oder Barfußschuhe. Siehe z.B. im Internet unter www.barfussschuhe.ch, www.groundies.com, www.vivobarefoot.de, www.vibram-fivefingers.de oder www.getfyf.com.

11. Kapitel

Besonderheiten

Die 6. Zehe

Es gibt Neugeborene, die mit einer 6. Zehe zur Welt kommen (selten sind es zwei). Dies ist meist am linken Fuß zu sehen. Es handelt sich hier nicht um einen Zufall, denn alles hat eine Bedeutung. Alle Mißbildungen bzw. alles was angeboren ist, hat mit dem Verlauf der Schwangerschaft bzw. mit einem früheren Leben zu tun (bestimmte Erfahrungen oder Aufgaben). Der linke Fuß wird der Vergangenheit bzw. den Anlagen eines Menschen zugeordnet.

Bei einem Baby mit einer 6. Zehe (Foto) wird das Wurzel-Chakra verstärkt, das bedeutet: Es bekommt eine größere Verwurzelung, Sicherheit und Standfestigkeit. Evt. braucht es das im jetzigen Leben vermehrt. Bei unserem Beispiel wurde die 6. Zehe im Alter von einem Jahr operativ entfernt.

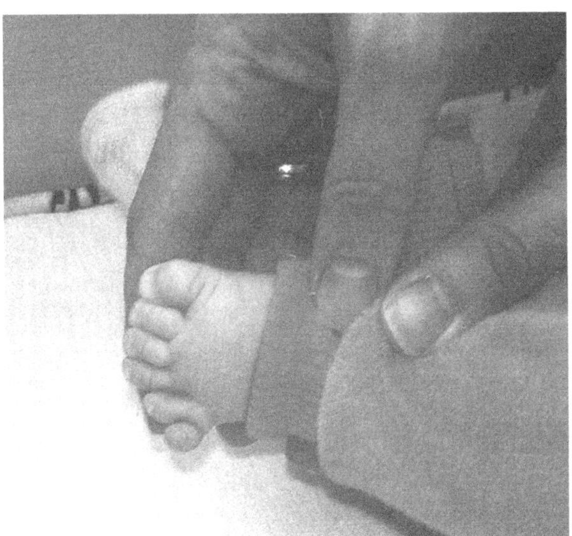

Knabe,
3 Monate alt.
Bei diesem Baby wurde die 6. Zehe operativ entfernt, als das Kind ein Jahr alt war.

Astrologie

Die Füße werden als Körperteil dem Sternzeichen Fische zugeordnet. Das ist hochinteressant. Menschen mit diesem Sternzeichen schwimmen gerne im Wasser, sind Träumer und oft zu wenig geeerdet. Das bedeutet, sie sind sehr auf ihre Füße angewiesen. ›Fußarbeit‹ tut diesen Personen sehr gut, auch alle Übungen zur Stärkung des Wurzel-Chakras. Ich persönlich bin mit Aszendent Fische geboren. Ein Zufall?

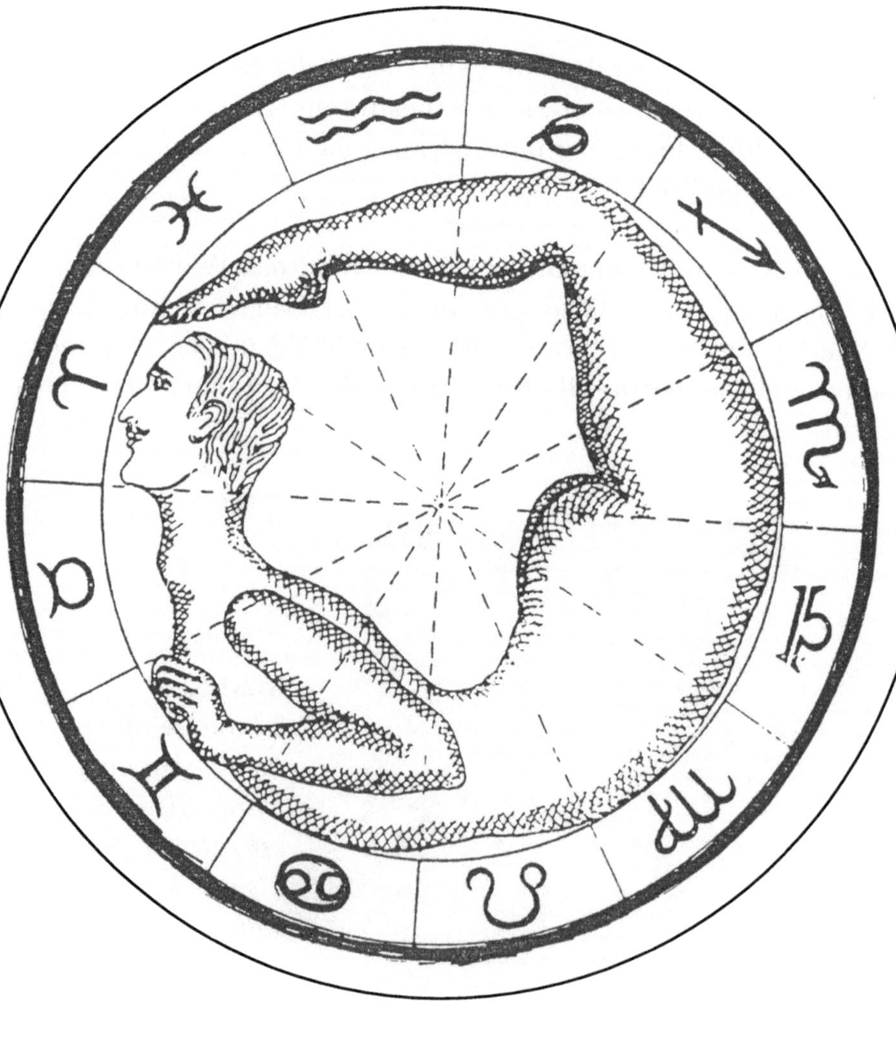

Zehen-Namen

Bei uns werden die Füße vernachlässigt und meistens in Schuhen versteckt. Ist es nicht traurig, dass in der deutschen Sprache die einzelnen Zehen nicht einmal einen Namen haben? Nur bei der Hand trägt jeder Finger eine eigene Bezeichnung. Als ich vor vielen Jahren in Italien an meinem ersten Buch über Füße schrieb, erzählte man mir, dass dies in der italienischen Sprache anders ist. Ich war ganz erstaunt.

deutsch		***italienisch***
Großzehe =	*1. Zehe*	*alluce*
	2.Zehe	*indice*
	3.Zehe	*medio*
	4.Zehe	*anulare*
Kleinzehe =	*5.Zehe*	*mignolo*

I piedi – die Füße, un piede – ein Fuß

Von einer Japanerin erfuhr ich, dass die Zehen in ihrer Sprache die gleichen Namen tragen wie die Finger an der Hand.

1	=	*oya-yubi*
2	=	*hitasashi-yubi*
3	=	*naka-yubi*
4	=	*kusuri-yubi*
5	=	*ko-yubi*

foot = hand

Eigenschaften der 7 Chakren

Chakra

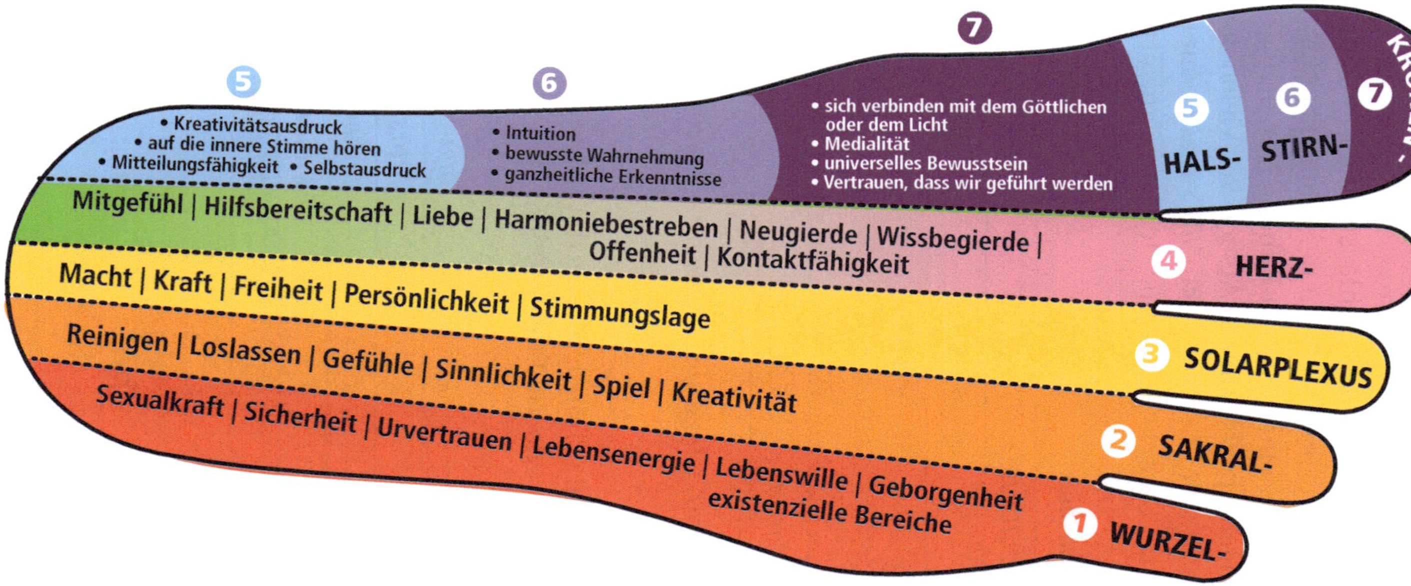
5
• Kreativitätsausdruck
• auf die innere Stimme hören
• Mitteilungsfähigkeit • Selbstausdruck
6
• Intuition
• bewusste Wahrnehmung
• ganzheitliche Erkenntnisse
7
• sich verbinden mit dem Göttlichen oder dem Licht
• Medialität
• universelles Bewusstsein
• Vertrauen, dass wir geführt werden
5 HALS-
6 STIRN-
7 KRONEN-
Mitgefühl | Hilfsbereitschaft | Liebe | Harmoniebestreben | Neugierde | Wissbegierde | Offenheit | Kontaktfähigkeit
4 HERZ-
Macht | Kraft | Freiheit | Persönlichkeit | Stimmungslage
3 SOLARPLEXUS
Reinigen | Loslassen | Gefühle | Sinnlichkeit | Spiel | Kreativität
2 SAKRAL-
Sexualkraft | Sicherheit | Urvertrauen | Lebensenergie | Lebenswille | Geborgenheit
existenzielle Bereiche
1 WURZEL-

Zeichnung: Maria Reichenauer
nach den Vorgaben der Autorin

Aromaöle für die 7 Chakren

Chakra

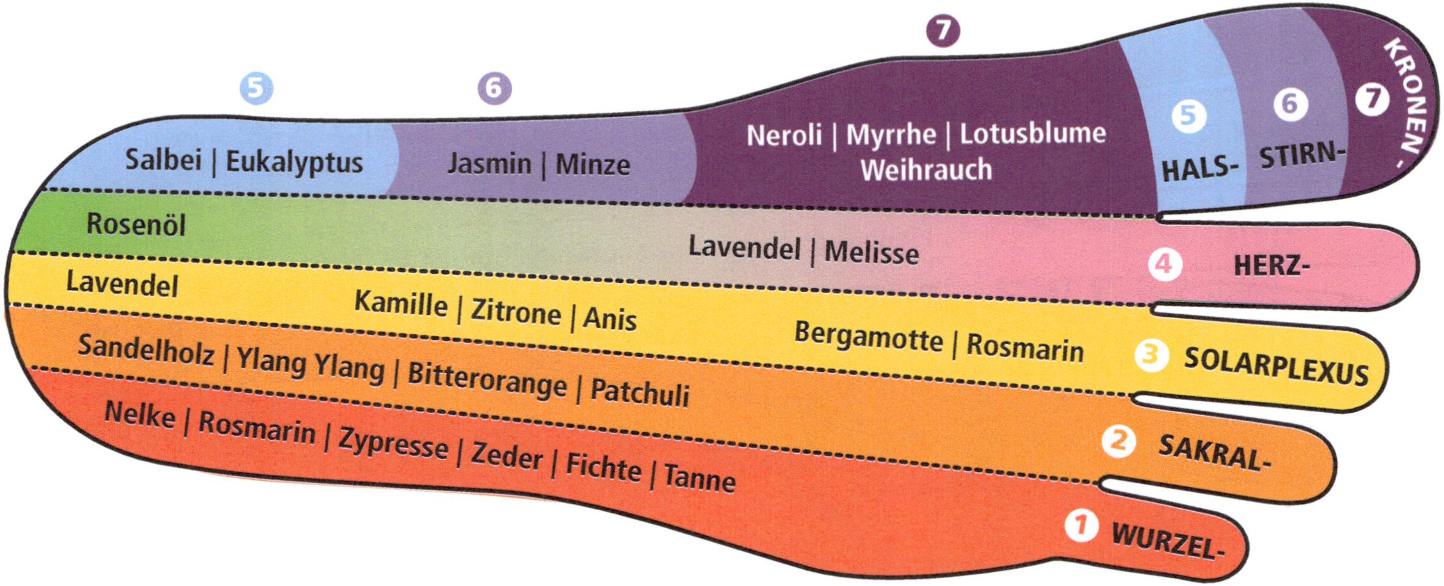

Zeichnung: Maria Reichenauer
nach den Vorgaben der Autorin

Edelsteine für die 7 Chakren

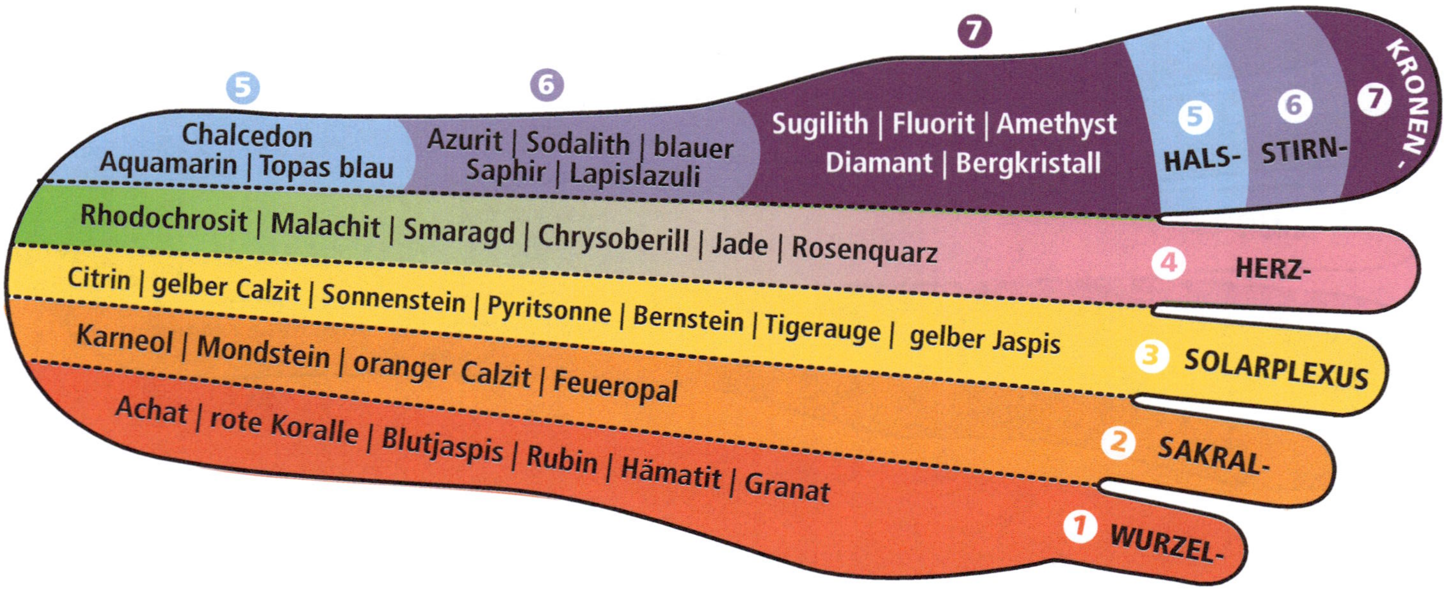

Zeichnung: Maria Reichenauer
nach den Vorgaben der Autorin

Heilpflanzen für die 7 Chakren

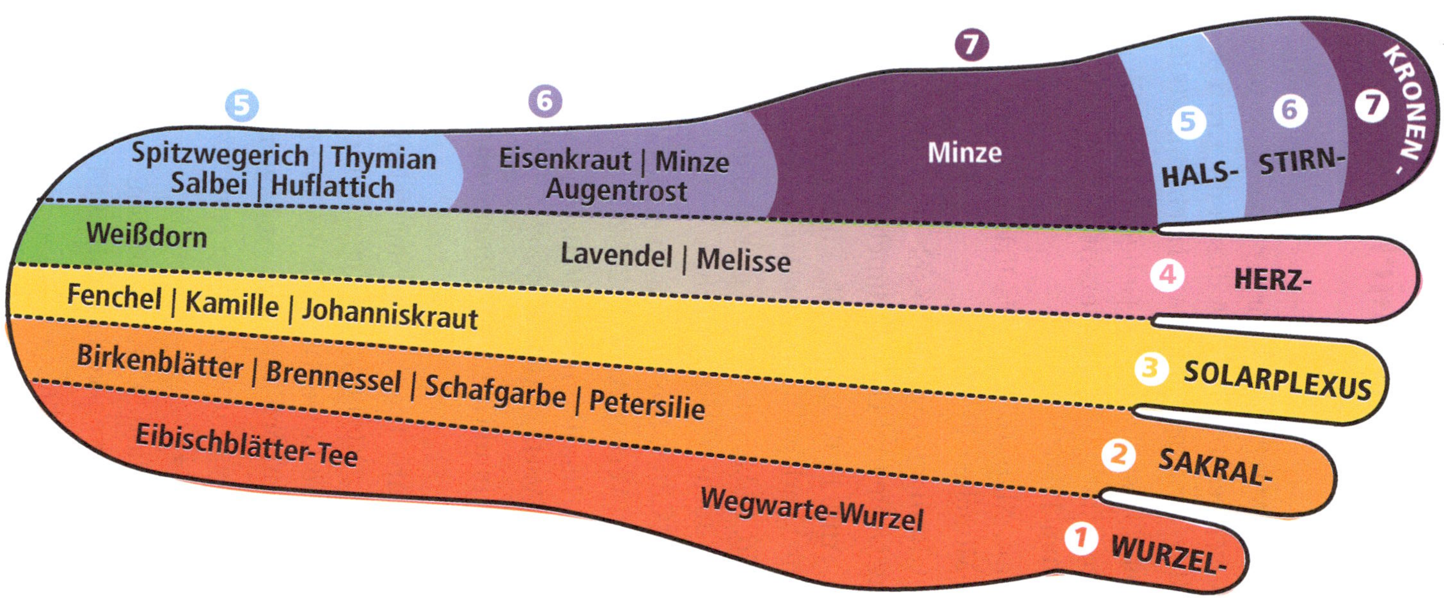

Zeichnung: Maria Reichenauer
nach den Vorgaben der Autorin

Literaturverzeichnis

Brofman, Martin: Das Körper-Spiegel-System. Heilung über die Chakren durch die Kraft des Bewußtseins. Co'MED Verlagsgesellschaft, Hochheim 2006

Bruyere, Rosalyn L.: Das Geheimnis der Chakras. Unsere Licht- und Energiezentren. Heyne Esoterisches Wissen, München 1998

Forman, Alan: Das Chakra-Erlebnisbuch. Scherz Verlag, Bern-München 1998

Dalke, Rüdiger und Rita Fasel: Die Spuren der Seele. Verlag Gräfe und Unzer, München 2016

Gadd, Ann: Fuß-Diagnostik. Füße als Spiegel der Seele. Schirner Verlag, 2. Auflage Darmstadt 2009

Govindo, Kalashatra: Chakra Praxisbuch. Ludwig Buch-Verlag, München 2002

Lübeck, Walter: Die Chakra-Energiekarten. Windpferd Verlag, Aitrang 2002

Sharamon, Shalila und Bodo Baginski: Das Chakra Handbuch. Windpferd Verlag, Aitrang 1997

Sieczka, Helmut G.: Chakra Harmonie (Video). Synthesis, Essen 1998

Somogyi, Imre: Die Sprache der Zehen. Bd. 1-3. Verlag Neuer Merkur, 3. Auflage München 2009

Stangl, Marie-Luise: Die Welt der Chakren. Econ Taschenbuch Verlag, 3. Auflage Düsseldorf 1986

Stark, Carsten: Füße gut, alles gut. Südwest Verlag, München 2014

Thich, Nhat Hanh: Geh-Meditation. Arkana Goldmann-Verlag, München 2008

Uhl, Marianne: Chakra-Energie-Massage. Windpferd Verlag, Aitrang 2001

Danksagung

Es ist mir ein Herzensbedürfnis, am Ende dieses Buches den nachfolgenden Personen zu danken:

- meinem Schutzengel Elias und dem Erzengel Michael, die mich stets begleiten und führen, mir Licht und Kraft geben. Es gibt keine Zufälle…
- Noemi Dossenbach für die Texterfassung des Gesamtmanuskripts.
- Gaby Fricker, meiner früheren langjährigen Assistentin, für all die wunderbaren Seminare und Ausbildungen. Ich durfte ihre Füße für die Chakra-Deckblätter und die Zehenübungen fotografieren.
- meiner langjährigen Freundin und Schülerin Berit Kunschke (Fußschmiede Rambin/Rügen), die für dieses Buch das Foto von dem Baby mit der 6. Zehe zur Verfügung stellte.
- dem Verlag Haag + Herchen und seiner Verlegerin Dörthe Emig-Herchen, die bei zahlreichen Telefongesprächen geduldig und einfühlsam auf meine Vorstellungen einging.
- der Grafikerin Maria Reichenauer, die meine Vorschläge äußerst kreativ umsetzte.

und nicht zuletzt Dir, liebe Leserin / lieber Leser – dafür, dass du dieses Buch liest und mit ihm arbeitest, eventuell dann das erworbene Wissen weitergibst und anderen damit hilfst. Dadurch darf ich dich ein Stück auf deinem Lebensweg begleiten und hoffe, dass du deinen eigenen Seelenweg gehen darfst.

Ich wünsche dir und deinen Füßen alles Liebe und Gute!

Zürich, im April 2022

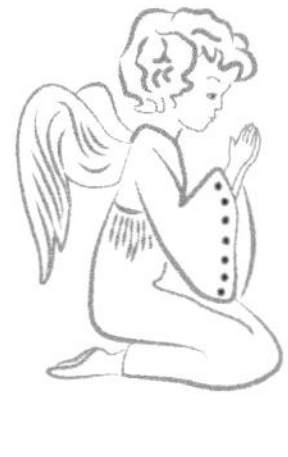

Shanti C. Wetzel

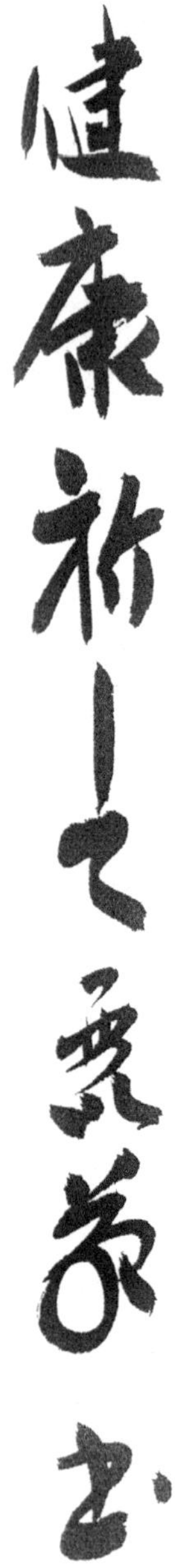

Alles Gute
auf Deinem Wege!

Zeige mir deine Füße
und ich sage dir, wer du bist!

Ihre Füße in einem Feet-Reading genau anzuschauen lohnt sich.

Shanti C. Wetzel erkennt und liest aus Ihren Füßen:

- Wo Ihre Stärken, Anlagen und Potenziale sind, auch beruflich.
- Was mehr gelebt, gefördert oder losgelassen werden sollte.
- Wo Ihre Blockaden, Schwächen und Probleme sind (geistig oder körperlich).
- Sie gibt Ihnen Hinweise, wie man diese stärken, verändern und heilen kann.
- Sie sieht, ob Sie Ihren eigenen Seelenweg gehen (Selbstentfaltung).

Feet-Reading ist ebenso hilfreich:

- bei Veränderungen und Entscheidungen, beruflich und privat
- zum besseren Verständnis des Partners und von Kindern

Shanti C. Wetzel begleitet Sie mit:

- Fußübungen, die speziell für Ihre Füße wohltuend und wichtig sind
- Fußreflexzonenmassage (Hanne Marquardt), seit 1986
- Harmonisierungsübungen für die blockierten Chakren
- Lebensberatung (Kurt Tepperwein), seit 1996
- Stärkende Affirmationen (L. Hay)

Shanti C. Wetzel betrachtet und deutet folgende Punkte an Ihren Füßen, die alle eine Bedeutung auf der seelisch-geistigen und körperlichen Ebene haben:

- den allgemeinen und den energetischen Eindruck
- Auffälligkeiten an der Haut
- die einzelnen Zehen
- Fußsohle (plantar) und Fußrücken (dorsal)
- den Stand
- den Gang

→

LESERSERVICE

Liebe Leserin, lieber Leser,

danke, dass du mein Buch gelesen hast. Wenn du weitere Informationen zu meiner Tätigkeit wünschst, kontaktiere mich gerne:

Ashi-Praxis / Ashi-Schule
Shanti C. Wetzel
Rütihofstraße 23
CH – 8049 Zürich
Tel.: 0041 / 44 / 341 61 52
E-Mail: wetzel@feet-reading.ch
Internet: www.feet-reading.ch

Bitte ankreuzen:

- ❍ Ich möchte einen persönlichen Termin vereinbaren (Feet-Reading, Fußreflexzonentherapie, Fußübungen, Chakra-Healing, Shiatsu oder Lebensberatung nach Kurt Tepperwein)
- ❍ Ausbildung: Feet-Reading mit Prüfung und Diplom oder Teilnahme an einem Seminar (www.feet-reading.ch)
- ❍ Ausbildung: Fußreflexzonenmassage mit Prüfung und Diplom
- ❍ Ich möchte das Buch *Feet-Reading: Was Füße über Persönlichkeit und Gesundheit verraten* bestellen (EUR 44,00).

Anzahl ....

Name	Vorname
Straße	PLZ, Ort
Telefon / Handy	E-Mail
Datum	Unterschrift